DE

L'HYGIÈNE

DE L'ALIÉNÉ

PARIS. — IMPRIMERIE DE E. MARTINET, RUE MIGNON, 2.

DE

L'HYGIÈNE

DE L'ALIÉNÉ

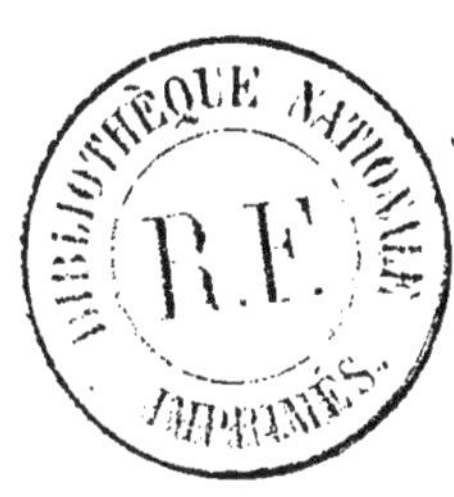

PAR

ERNEST BREMOND

DOCTEUR EN MÉDECINE

Ancien interne de la Maison nationale de Charenton, ancien médecin adjoint de l'établissement Esquirol.

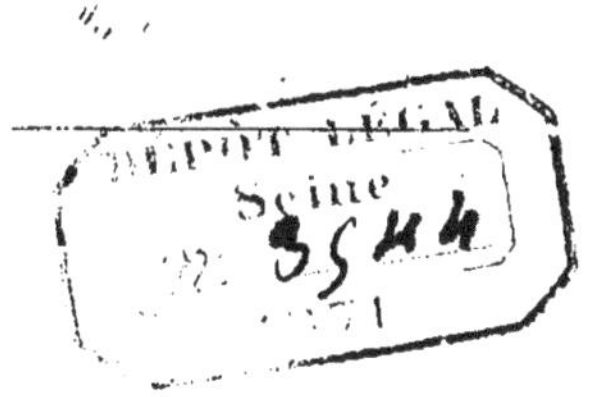

PARIS

GERMER BAILLIÈRE, LIBRAIRE-ÉDITEUR

RUE DE L'ÉCOLE-DE-MÉDECINE, 17

1871

Dans la marche du progrès, lorsque les sociétés s'organisent, les moralistes, les constituants, pensent à tout et à tous, et ne sont en retard que pour celui qui pourrait prétendre aux premiers soins, puisqu'il est incapable, comme l'enfant, de demander la reconnaissance de ses droits, incapable surtout de l'exiger par la force. On eût dû cependant imiter la sollicitude du général qui, avant le combat, assure des soins aux blessés, veille à l'établissement des ambulances. On devrait penser à celui qui succombe dans le combat de la vie; à celui dont, le plus souvent, tous s'éloignent avec terreur ou répulsion; qui, le plus souvent, meurt par anticipation dès qu'il a été relégué parmi les aliénés.

Ce reproche, que nous adressons à la société, peut

être repoussé par des subtilités de langage. On pourrait nous démontrer que jamais, même depuis la loi de 1838, la société n'a autant fait ni surtout autant voulu faire pour l'aliéné. Sans doute, nous sommes loin des cabanons ; sans doute, on chercherait en vain, dans toutes les maisons de France, un spectacle semblable à celui que nous donne Esquirol dans son Atlas d'un aliéné à demi nu, enchaîné comme celui de l'asile de Bedlam, et depuis Pinel, les chaînes ont été bannies absolument de tous les asiles. Mais n'y a-t-il plus rien à faire ? Nos asiles publics sont construits dans des situations riantes. Les architectes, éclairés par les médecins, ont mis à profit toutes les inventions modernes pour augmenter le bien-être, dans les proportions des crédits consentis par les départements ; mais, puisqu'un médecin est à la tête de ces établissements humanitaires, on est en droit de lui demander autre chose qu'une sage administration, et si, le plus souvent, il est obligé de s'avouer avec douleur que la thérapeutique ne peut lui apporter aucun moyen curatif, il ne doit pas se décourager et s'adresser à l'hygiène.

Pendant un séjour prolongé au milieu des aliénés, j'ai vu combien on peut, par l'hygiène, modifier dans un sens heureux l'état mental ; combien, par un traitement moral, sorte d'hygiène de la pensée, on peut étouffer à tout jamais des conceptions délirantes qui pervertiraient les facultés intellectuelles des malades, et parfois leur rendre dans la société la place qu'ils devaient y occuper. Je ne puis avoir la prétention de faire un traité complet de l'hygiène de l'aliéné. C'est en quelque sorte un programme que j'écris aujourd'hui avec l'intention de revenir un jour sur ce sujet qui est très-vaste. Plus tard, je reprendrai cette œuvre hâtive.

Dans les dernières années, les aliénés ont trouvé des défenseurs souvent passionnés. Au moment où de très-graves questions sont venues masquer celle des aliénés, tout journal devait servir, de temps en temps, à ses lecteurs un article sur cette question. Dès que la politique parlera moins haut, la voix des réformateurs se fera entendre de nouveau. Nous voulons prendre les devants et dire à ceux qui n'ont jamais entrevu les aliénés : Nous avons passé de longues années à leur donner des soins. Bien des fois, à Ivry ou à Charenton, il nous venait à la pensée d'écrire à nos contemporains : Quelle erreur est la vôtre ! Bien des fois notre affectueuse compassion pour l'aliéné nous poussait à dire que ceux qui semblaient les défendre étaient des amis dangereux et nuisibles. Nous avons craint que notre plaidoyer fût mal interprété, qu'on écrivît en tête: *pro domo suâ*. Aujourd'hui, libre de toute attache, nous écrivons ce que nous avons vu avec sincérité; du reste, c'est du rivage que l'on peut mieux juger la tempête.

DE

L'HYGIÈNE DE L'ALIÉNÉ

I

DE L'ALIÉNÉ

Les auteurs, en s'occupant de l'hygiène publique et privée, ont examiné les diverses applications de cette science au convalescent, à l'enfant, à l'adulte, au vieillard. Ils ont établi des distinctions, qui étaient nécessaires, suivant les sexes, les climats, les professions. Ils ont négligé l'aliéné et ne s'en sont occupés que pour dire quelques mots d'hygiène publique sur les asiles et aligner des chiffres de statistiques. Cependant les règles qu'ils indiquent pour l'homme sain de corps ne peuvent pas s'appliquer indistinctement à tous les aliénés, et, d'un autre côté, ce serait se tromper que d'appliquer à ces derniers les prescriptions de l'hygiène des malades. Chez l'aliéné, les fonctions de la vie végétative peuvent s'exécuter avec une étrange harmonie à côté du désordre cérébral. Mais les conceptions délirantes peuvent avoir, parfois, une profonde influence sur ces fonctions, et le devoir impérieux du médecin est de surveiller avec un soin jaloux les modifications qui pourraient survenir dans l'économie; il peut lui arriver de chasser une idée d'empoisonnement, en rétablissant les fonctions de l'estomac, de modérer des symptômes hystériques en détruisant une constipation ancienne; il pourra chasser certaines hallucinations en détruisant un bruit de souffle anémique. Enfin, même pour les déments, pour ceux dont l'incurabilité est, hélas! bien confirmée, il existe des prescriptions que le médecin doit indiquer et surveiller; même après l'extinction complète des facultés intellectuelles, l'aliéné a droit à notre sollicitude.

La première question qui se présente à la pensée est celle du milieu dans lequel doit vivre l'aliéné. Cette question a soulevé, il y a peu de temps, un débat passionné, et, après les hommes compétents qui se sont prononcés, il serait téméraire de vouloir trancher la question; avec des intentions diverses, des soi-disant philosophes ont prêché une croisade contre les bastilles modernes. Avec l'assurance qui sied si bien à l'ignorance, les uns ont conclu qu'il fallait abolir toutes les mesures coercitives de la loi de 1838; ils ont été secondés et encouragés dans cette voie par des aliénés à demi guéris qui avaient réussi à entre-bâiller la porte de l'asile où ils étaient retenus; une presse avide de scandale s'est emparée de cette querelle, qui s'abritait sous de grands mots de *liberté individuelle*, de *droits sacrés de l'homme*, et ils ont cru le problème résolu après avoir inventé mille moyens pour entraver l'entrée d'un aliéné dans une maison de santé.

La réforme est bien autrement difficile à effectuer, et il ne saurait entrer dans le cadre de ce travail d'indiquer tous les points qui n'ont pas encore été traités. Nous demandons seulement la permission de dire, à notre sens, qu'il ne s'agit pas de discuter sur la composition d'un jury qui devra appeler à sa barre l'aliéné, comme un coupable, et que, au lieu de suspecter sans cesse le médecin aliéniste que l'on suppose capable de servir les turpitudes humaines ou les calculs criminels, ces faux amis de l'aliéné devraient imiter ce médecin, et ne pas voir dans l'aliéné un être à part, un paria, mais simplement un malade.

Dans une éloquente leçon, M. le professeur Lasègue nous montrait naguère combien cet être si digne de pitié avait toujours été négligé par la société égoïste. Il nous montrait la marche de cette science qui semble née d'hier, avec Pinel; dans l'antiquité, l'aliéné gémissant sous le poids de ce préjugé et ne participant en rien de l'affranchissement que le christianisme apporte à l'esclave. Les corporations religieuses ouvrent partout des asiles pour l'infortune ou la maladie, laissant les fous dans l'abandon par respect pour la volonté de Dieu, qui, seul, a pu porter une atteinte aussi rude à l'intelligence humaine. On les enferme, parce que l'on a peur d'eux, et le peuple, qui veut passer pour brave, va se repaître des contorsions d'un pauvre maniaque arrêté par de solides barreaux. Arrive le grand réveil ! La Bastille et Bicêtre tombent sous la même pioche, et la Révolution inscrit sur ses monuments : Liberté, Égalité, Fraternité ! Mais bientôt on y ajoute : Ordre public. La société nouvelle, qui veut jouir après avoir souffert si longtemps, enferme celui qui pourrait être la cause ou l'occasion d'un trouble, mais, cette fois, en déguisant un peu les barreaux de la prison. Pendant que la famille humaine repoussait ainsi l'aliéné, le médecin, si dévoué aux malades les plus repoussants et à ceux-là mêmes que la contagion rend redoutables, le médecin reste sourd aux souffrances du fou, qui n'est pas malade à ses yeux. Mais bientôt le siècle ne voit plus dans ce pauvre paria qu'un frère qui souffre et qui a besoin d'assistance ! Le médecin se montre alors.

Ces paroles, qui avaient eu sur nous une grande influence, étaient toujours présentes à notre esprit, lorsque nous avons lu le livre de notre vénéré maître, M. Calmeil, sur la folie, et c'est avec tristesse que l'on y voit les aliénés traités comme des criminels, au simple spectacle de leur délire, et brûlés au nom de la religion !

La science est plus indulgente, plus juste surtout, lorsqu'elle constate chez le malheureux accusé des plus grands forfaits, un trouble intellectuel qui a poussé son bras ou seulement perverti sa volonté ; elle le déclare non responsable, et le criminel n'est plus qu'un malade : la loi ne peut plus l'atteindre pour le punir ; elle doit le protéger contre lui-même.

II

DE LA SÉQUESTRATION

Cette indulgence dictée souvent par le médecin est une des graves raisons qui doivent infirmer les sophismes de ces philanthropes maladroits qui croient faire œuvre de protection vis-à-vis de l'aliéné, en s'opposant à la séquestration. Il ne s'agit pas seulement d'éloigner celui qui peut être dangereux pour ceux qui l'entourent; la société doit aussi prémunir l'aliéné contre les dangers que lui fait courir la maladie. Je ne parle pas seulement ici de ceux qui sont poussés par une force indomptable vers la mort volontaire, tellement indomptable que l'on en voit, après plusieurs années de séquestration, échapper à la surveillance, et, à peine ont-ils franchi les murs de l'asile, courir se noyer dans la rivière la plus voisine. Ne faut-il pas aussi empêcher le maniaque de se heurter, dans ses mouvements désordonnés, contre les obstacles qu'il ne sait plus éviter; de se rouler, à peine vêtu, dans la neige; de marcher à l'aventure, sans avoir la conscience de la fatigue physique, jusqu'au moment où il tombe sur la route, épuisé, mourant de faim?

Et le mélancolique qui refuse les aliments, ne doit-il pas être soustrait, dès les premiers jours de son jeûne, au milieu dangereux d'une famille qui l'entoure, il est vrai, de soins et de respects, mais qui est habituée aussi à ne le contredire en rien, à ne jamais employer l'énergie ni la force envers celui qui, jusqu'à ce jour, a été le maître ; et cependant le péril est pressant, il faut promptement intervenir, sinon après peu de jours on n'amènera plus à la maison de santé qu'un corps débile chez lequel les fonctions digestives se sont éteintes progressivement, et qui n'aura plus la force nécessaire pour assimiler les aliments que le médecin tentera d'introduire. Nous montrerons plus loin l'importance de hâter les soins que réclament ces malades.

Enfin il est un lugubre drame, dont bien des fois nous avons entendu le douloureux récit, nous voulons parler des débuts de la paralysie générale. Une fois, il nous a été donné d'assister au début et au dénoûment. Ce triste exemple nous paraît utile à mentionner.

M. X... appartenait à une riche famille de commerçants ; nous n'avons pas de renseignements au point de vue de l'hérédité morbide, ni sur sa première éducation. Lorsque nous l'avons rencontré pour la première fois dans le monde, il jouissait d'une fortune assez considérable, que son industrie faisait fructifier ; il menait la vie de jeune homme sans écart bien marqué, et savait fort bien proportionner ses dépenses somptuaires à ses revenus. Il avait trente-deux ans, ses amis reconnaissaient l'affabilité de son caractère, l'urbanité de ses manières, lorsque tout à coup il survint un profond changement dans ses habitudes : petit à petit il fut obligé de rompre avec tous ses amis ; il était devenu maussade, brutal. Sa maîtresse, après avoir supporté pendant de longs mois son humeur capricieuse et ses colères non motivées, disait, sans se douter combien elle avait raison : « Il est fou ! » Elle fut obligée de rompre avec lui, malgré les avantages qu'elle trouvait dans ces relations. Alors commença une nouvelle phase de sa vie. Il n'eut plus qu'une idée fixe, se venger de cet abandon ; mais les moyens qu'il employait eussent été répudiés par un galant homme, par un homme sain d'esprit. Il la poursuivait sans cesse pour lui adresser des paroles ordurières, se découvrait dès qu'il pouvait le faire sans danger pour lui ; il allait jusqu'à se masturber à sa fenêtre.

Cependant, chaque fois que la dame avait auprès d'elle un protecteur, il devenait pusillanime et craintif. Il devenait, au contraire, plus âpre à la poursuite lorsqu'elle le fuyait. Enfin, un jour, il parvient à la rejoindre à la campagne, dans un endroit isolé, et il se précipite sur elle, la meurtrit, déchire ses vêtements, si bien que la police dut intervenir pour arracher cette malheureuse des mains de cet insensé, et que la police correctionnelle, croyant juger un coupable, le condamna à un emprisonnement de trois mois. Cependant ses réponses aux juges étaient puériles ; il n'avait ni le courage d'avouer sa faute, ni l'habileté de l'excuser ; on eût dit un enfant pris en défaut.

Nous n'avions plus entendu parler de lui, lorsqu'un soir, trois ans après, en 1867, nous sommes appelé à recevoir, à la maison de Charenton, un malade très-agité amené par la police. On ne peut nous donner, au premier moment, aucun renseignement; il avait été pris subitement d'un accès de fureur et avait jeté ses meubles par la fenêtre. Notre étonnement fut grand lorsque, mis en présence de ce malade, nous reconnaissons M. X... Il était impossible de le maintenir; il fallut le camisoler, et, quinze jours après son entrée, il succombait sans avoir eu un seul moment de calme. Son autopsie montra des adhérences anciennes qui indiquaient une origine lointaine au début de la paralysie générale. Il était déjà paralytique en 1864, lorsqu'il commettait des actes en contradiction évidente avec sa vie antérieure.

Dans l'intervalle où nous l'avions perdu de vue, il avait eu sans doute une période de rémission : car, pendant cette période, il s'était marié, c'est-à-dire qu'il avait pu assez se maintenir pour tromper les yeux d'une famille avide de connaître celui qu'elle va adopter. Mais, lorsqu'on dut liquider sa situation, on vit que les désordres intellectuels, pour ne pas être aussi publics, existaient cependant. Il était ruiné, il avait en peu de temps, un mois environ, dilapidé la dot de sa femme, non pas dans des opérations aventureuses, ni par des achats futiles, mais par des actes qui n'avaient laissé aucune trace dans les livres de commerce. On pouvait se demander s'il n'avait pas simplement égaré ou brûlé les billets de banque, les valeurs mobilières. S'il eût vécu, ce malheureux fût devenu indigent, et il eût fallu le placer dans un asile entretenu par la charité publique. N'eût-il pas mieux valu le séquestrer dès les premiers symptômes d'aliénation mentale? La perte de la fortune n'est pas le seul danger auquel soit exposé l'aliéné au début. Vers la même époque, on amena à Charenton un soldat qui avait été traité comme coupable, alors qu'il n'était que malade.

X... appartenait à une famille des plus honorables; sa sœur avait épousé un général, et, en l'absence de tout renseignement, nous pensions d'abord que c'était une manifestation ambitieuse de sa part, que cette parenté qu'il réclamait. Au début de la carrière militaire, il avait été bon soldat, exact dans ses devoirs, courageux, désireux d'avancement; en peu de temps, il avait franchi les premiers grades et allait être nommé officier, lorsque tout à coup sa vie changea. Lui, l'exemple de son bataillon, devint débauché et d'une obscénité sans aucune pudeur; il se masturbait dans la chambrée au milieu de ses camarades, symptôme de paralysie bien évident. Il fut cassé de son grade, et cette humiliation n'avait laissé dans son souvenir aucun sentiment de honte : c'était pendant l'expédition du Mexique; il devint ivrogne, et ce nouveau vice, qui n'était d'abord que le résultat de sa maladie, accélera les désordres de son intelligence, si bien que, peu de temps après, il était condamné par la justice militaire pour vente d'armes et d'effets d'habillement. Il fut évacué sur la France, et, à son arrivée à Brest, une maladie physique intercurrente lui fit rencontrer un médecin instruit, qui soupçonna un trouble nerveux et le fit diriger sur le Val-de-Grâce, d'où il fut transféré à Charenton. Dès les premiers jours, malgré une apparence de lucidité,

M. Calmeil affirma la paralysie générale, et, plus tard, des attaques épileptiformes et la démence ; les progrès de la paralysie musculaire vinrent justifier le diagnostic de notre illustre maître. Ainsi, voilà un homme qui laisse à son régiment le souvenir le plus déplorable, qui a été frappé par des peines disciplinaires et par un jugement, et qui cependant était innocent, puisqu'il n'était pas responsable.

Enfin, il est un autre exemple que je ne puis m'empêcher d'évoquer : c'est celui de cet avocat qui a rempli Paris du récit de son martyre, qui a provoqué un grand scandale, grâce surtout à la position élevée qu'occupait celui qu'il accusait être son persécuteur. Pendant son séjour à la maison de Charenton, M. Calmeil le considérait comme un paralytique, et, bien des fois, il nous a démontré les preuves irréfutables qui justifiaient son diagnostic. Cependant, après sa sortie de Charenton, cet homme avait écrit un roman ; il avait aussi, il est vrai, renouvelé des tentatives de chantage auprès de puissants personnages qui, moins indulgents que la première victime, l'avaient traité en criminel, non plus en malade ; ce fut alors que le barbare médecin qui l'avait séquestré devint son défenseur et lui évita, par sa parole si autorisée, la honte du banc des accusés. Depuis quelques mois, le silence s'était fait autour de cet homme qui jadis remplissait la presse de ses réclamations, on saluait chaque nouveau ministre par des menaces et des demandes insensées. Il est arrivé au terme de sa maladie, un ami l'a recueilli depuis les premiers jours du siége de Paris, et la vue du paralytique gâteux, arrivé à sa dernière période, remplirait de confusion ceux qui ont été ses défenseurs, par ignorance, et qui ont essayé de contredire les sages conseils du médecin de Charenton.

L'isolement, dans des cas semblables à ceux que nous venons de citer, ne peut être évité ; mais, nous dira-t-on, si la grande majorité des cas se rapproche de ceux-ci, il n'en est pas toujours ainsi. Sans doute, dans certains cas, ce n'est pas par mesure préventive, et simplement pour le protéger, qu'on est obligé de soustraire l'aliéné du milieu des siens. Souvent, comme le dit M. Lunier, l'isolement est un milieu thérapeutique. L'aliéné — et c'est là, si je puis le dire, la caractéristique de sa maladie — n'a pas conscience de son état, ne se considère pas comme malade, et moins encore comme un malade privé de raison, et dans l'immense majorité des cas, refuse de se soigner. Il faut donc ou l'abandonner à lui-même, ou le traiter malgré lui.

Les dipsomanes oublient leur dignité, et l'on a vu le noble descendant d'une des plus illustres familles de France aller boire chez le marchand de vins, en face de son propre hôtel, avec ses cochers, et tandis que ces derniers conservaient leur raison, lui ne pouvait même pas regagner sa demeure.

Le paralytique, assis à la table de famille, ne sait pas modérer son appétit aux justes limites de ses besoins ; il boit tout le vin placé sur la table, veut manger tous les mets servis, et se met en grande fureur si l'on refuse de contenter ses désirs. Cependant, à peine sorti de table, son estomac, surchargé, rejette ces aliments qu'il y a entassés sans presque les diviser.

Madame X..., dont le père était un homme d'humeur bizarre, qui avait tourmenté par ses caprices toute sa famille, fut très-affectée lorsqu'elle le perdit. Mariée à un homme débonnaire très-faible, elle fut obligée, lors du règlement de la succession paternelle, de soutenir avec ses frères et sœurs de graves discussions. Elle nous a raconté qu'elle avait de longues insomnies et que, depuis plus d'un an, elle ne se souvenait pas d'avoir passé une nuit entièrement calme et sans cauchemar. Un soir, elle était plongée dans cet état de demi-sommeil qui laisse une certaine activité à l'esprit, mais qui le plus souvent dénature le jugement et crée des fantômes qui s'évanouissent au réveil. Elle venait d'avoir une discussion animée et se demandait si sa sœur avait quelque raison pour la haïr ou la mépriser. Elle se souvint alors que, dix ans auparavant, étant jeune fille, on lui avait montré une photographie au revers de laquelle elle croyait qu'il y avait quelques mots tracés. C'était aux bains de mer; depuis, elle n'avait jamais entendu parler de ce minime incident, jamais elle n'avait revu celui qui avait exhibé cette photographie, elle ne se souvenait plus des mots qui y avaient été inscrits; elle se figura que ces lignes portaient atteinte à son honneur, et, bien que jamais aucun acte de sa vie n'eût été criminel, bien qu'elle eût toujours rempli le plus honnêtement ses devoirs d'épouse et de mère, elle craint la découverte dans son intérieur de ces lignes compromettantes. A partir de ce moment, elle devient indifférente à tout ce qui l'entoure et n'a plus qu'une seule préoccupation : la recherche de ce papier, et encore ce n'est qu'avec terreur qu'elle se livre à ses perquisitions. Tantôt elle déplie elle-même son linge, toute sa garde-robe, feuillette tous ses livres, va jusqu'à découdre la doublure de son ombrelle ; tantôt elle ferme ses armoires, égare les clefs, et se prive de tout ce qui servait à son usage, dans la crainte de ce terrible papier. Le séjour de son intérieur devient pour elle un supplice permanent et elle demande à le fuir, mais à la condition qu'on s'abstiendra de toute recherche en son absence. Placée dans la maison de santé, elle y trouve d'abord un peu de repos ; puis, lorsque survenait une exacerbation passagère de son délire, soit après une visite de son mari, soit à l'approche de l'époque menstruelle, elle recommençait la recherche du papier jusque dans la coiffe de notre chapeau. Cependant elle avait éprouvé une amélioration notable, et nous l'avions amenée à se moquer de ses appréhensions. Malheureusement elle quitta la maison, à moitié guérie, pour faire un voyage assez lointain. D'abord l'amélioration se maintint, s'augmenta même ; mais un beau jour le délire revint.

Dans de semblables cas, le déplacement peut seul changer la direction vicieuse des idées et des penchants du malade ; il faut le soustraire à ses habitudes, l'éloigner du milieu où le délire a éclaté, le séparer de sa famille, le placer dans des conditions nouvelles d'habitation et d'entourage : c'est en cela que consiste l'isolement.

Est-ce à dire que la maison de santé, ou l'asile, soit le

seul refuge de semblables malades? Non, certes. On peut, ainsi qu'on le fait souvent, placer l'aliéné dans une habitation avec des domestiques, un ami, un médecin; éloigner la famille ou ne la laisser approcher du malade que lorsqu'on voudra obtenir de lui une concession salutaire que le raisonnement est impuissant à lui extorquer. Ce moyen est dispendieux, et l'association de plusieurs malades dans une maison de santé est surtout utile pour épargner les ressources; mais, en désignant ce seul moyen de salut, en disant que là seulement on pourra faire subir un traitement utile à l'aliéné, nous sommes bien éloigné de dire que les maisons de santé ne présentent aucun vice d'organisation, que tous les asiles sont arrivés au dernier degré de la perfection.

Il y a peu de temps, de nombreuses brochures, des pamphlets le plus souvent, ont été écrits sur ce sujet. Les uns ont dit, dès les premières lignes: « La question des aliénés préoccupe, depuis plusieurs années, l'opinion publique et n'est pas encore résolue. Il ne tient qu'à moi de la faire résoudre en moins d'un quart d'heure, et pour cela, je n'ai besoin que de me résigner à un très-léger sacrifice d'amour-propre. Il y a longtemps que j'en ai pris mon parti et que je me suis offert résolûment comme sujet de dissection sur le vif, pour changer, enfin, et pour fixer la jurisprudence sur un point qui touche aux premiers intérêts de l'ordre social... J'ai eu, dans ma vie, deux crises de délire aigu authentiques, officiellement constatées; ce sont, du reste, des accidents sans gravité, sans profondeur aucune, dont je n'ai jamais été embarrassé pour le passé, ni effrayé pour l'avenir. »

Après un semblable début, l'auteur de cette brochure nous fait un récit du séjour qu'il a fait dans une maison de santé, qui semble une page de l'*Enfer* du Dante. Les tortures que le moyen âge infligeait aux victimes de l'Inquisition pâlissent auprès de ce que souffrent ceux que le médecin aliéniste « plonge dans des culs de basse-fosse, enserre entre des murs de vingt pieds d'épaisseur qui absorbent et éteignent leurs derniers soupirs ». Enfin tous les fantômes de son délire lui servent d'arguments, il les évoque à l'appui de sa thèse, et, comme sa brochure n'est pas incohérente, elle trouble l'esprit des gens du monde qui la lisent. Au moment où cette brochure a été publiée, il était permis d'écrire sur la liberté, à condition de ne parler « *ni de l'autorité, ni du culte, ni de la politique, ni de la morale, ni des gens en place, ni de l'Opéra, ni des autres spectacles, ni de personne qui tienne à quelque chose.* » On s'empara de ce prétexte pour prononcer, écrire et commenter ce mot de *liberté* qui est sublime comme théorie, mais dont on ne paraît guère connaître l'usage, et il fut convenu que l'on allait ouvrir aux aliénés une ère nouvelle.

D'autres se hâtèrent d'imiter ces aliénés, et ceux-là n'avaient même pas l'excuse de celui dont nous venons de citer des fragments, ils n'avaient pas été enfermés dans une maison de santé.

On voudrait trouver dans ces plaidoyers une matière discutable. Il sortirait, peut-être, d'une discussion sensée et soutenue par des hommes de bonne foi quelque amélioration pour le régime des aliénés. Mais, après avoir parcouru tout ce qui a été écrit à cette époque, nous n'avons pas pu y trouver un argument sérieux. Il est impossible de répondre aux feuilletons de Sandon, publiés dans l'*Opinion nationale*, que l'on a cependant considérés, dans le public, comme une attaque intelligente contre la loi de 1838; ces articles étaient écrits par Sandon ou sous son couvert, en septembre 1869, et un an après il était en démence complète.

Mais cependant on se tromperait si l'on croyait que ces élucubrations sont sans danger pour la cause. Des esprits sérieux, trop enclins à parler de choses qu'ils ignorent, reprennent ces arguments, leur donnent une apparence plus sensée, et, sans s'en apercevoir, parviennent à écrire sur le médecin des accusations qu'ils n'oseraient pas énoncer contre le dernier des criminels. Le silence des médecins, inspiré par le mépris de ces sortes d'écrits, les encourage ; ils se figurent qu'ils ont mis le doigt sur une plaie sociale ; à partir de ce moment seulement ils continuent leur erreur avec une bonne foi relative, et, sans s'en douter, réalisent la maxime de Basile : Calomniez, il en restera toujours quelque chose !

Lorsque cette calomnie a porté ses fruits, lorsque le trouble est entré dans les esprits, il faut savoir qui en est la victime. On a inspiré une profonde horreur des maisons de santé ; on a dit à l'autorité qu'elles couvraient de son manteau les passions les plus honteuses, qu'elles avaient dans les médecins des complices salariés pour lesquels le crime de séquestration était un jeu. Bref, les familles ont peur de cette presse avide de scandale qui va les clouer au pilori, et elle tolère en tremblant la présence du fou; ce qui est pire, elle l'impose à la société. Dans certaines conditions, une femme, une mère, a le droit de se dévouer, au risque d'en mourir, à soigner son mari ou son fils. Mais la société ne saurait partager ces obligations; et si nous marchons dans les rues sans crainte des voleurs et des assassins, nous devons aussi y marcher sans avoir à redouter le fou, l'halluciné, mille fois plus dangereux que le voleur et l'assassin.

Or, des écrits imprudents comme ceux que j'ai signalés n'ont aucune action sur le médecin, qui, toujours fort de l'appui de sa conscience, conseillera la séquestration, s'il la croit nécessaire; et, à notre avis, l'intérêt public exigerait que ce médecin fût obligé à une déclaration analogue à celle que lui impose la loi pour les naissances.

Il est vrai que ces hésitations qui parfois arrêtent le médecin, sont encore plus puissantes sur l'esprit du fonctionnaire. En réponse à ce récit romanesque de lettres de cachet, données sans enquête, au dire des défenseurs maladroits de la liberté individuelle, nous nous souvenons d'avoir souvent entendu ceux qui sont chargés des placements d'office répondre aux plaintes adressées par des parents effrayés, par des voisins molestés ou menacés par des aliénés : tant qu'il n'y aura pas délit sur la voie publique, la police ne peut pas intervenir; tant que le crime que vous redoutez n'aura pas eu un commencement d'exécution, nous devons nous abstenir de toute action.

Une mère demandait avec instance le placement de

son fils, qui depuis plusieurs mois se livrait aux dépenses les plus exagérées et les plus inutiles, qui en outre n'avait aucun souci de sa santé physique, mangeait d'une façon insuffisante, ne prenait plus aucun soin de toilette, et croyait pouvoir soutenir ses forces exclusivement avec de l'alcool, dont il faisait un usage immodéré. Elle se présentait avec un certificat signé d'un médecin honorable et connu, mais trop laconique pour que le directeur de la maison de santé fût complétement édifié sur la nature du délire. Il fallait de plus agir par surprise, et nous fûmes envoyé pour faire sur les lieux une enquête. En arrivant chez le commissaire de police du quartier, et à peine avions-nous prononcé le nom du malade, qu'un cri général s'éleva. Depuis le garçon de bureau jusqu'au commissaire, tout le monde était édifié sur le désordre de l'intelligence de notre futur pensionnaire. Chaque jour il écrivait à ce magistrat pour se plaindre de ses ennemis imaginaires; pour l'avertir que, placé dans le cas de légitime défense, il allait se livrer à des actes violents : plusieurs personnes étaient menacées dans ces lettres, et cependant, comme il n'y avait pas eu commencement d'exécution, on laissait cet homme dangereux aller à sa guise.

Combien nous sommes loin du reproche adressé par les demi-aliénés qui montrent le médecin et l'autorité comme des chasseurs à l'affût, prêts à jeter dans les Bastilles modernes un homme sain d'esprit! Mais c'est trop s'arrêter sur de pareils écrits, et que l'un des plus opiniâtres insulteurs des médecins aliénistes se souvienne que, s'il leur avait confié sa femme, elle ne se serait pas précipitée par la fenêtre et serait peut-être guérie de l'accès de folie dont elle était atteinte, depuis dix jours, au moment de l'accident.

Cependant nous ne pouvons pas condamner tout ce qui a été écrit sur ce sujet, et nous devons mentionner, dans cette même *Revue contemporaine* que nous avons citée plus haut, des pages honnêtes, écrites par un médecin, M. le docteur Tripier. Il serait injuste de le confondre dans la troupe inconsciente et ignorante qui, à ce moment, éleva la voix contre la loi de 1838. M. Tripier s'est peut-être placé à un point de vue un peu trop restreint, mais du moins ses arguments sont dignes, inspirés par des études médicales, et l'on ne peut s'empêcher de reconnaître que lorsque le débat devra être repris entre gens sains d'esprit et de bonne foi, cette étude de la loi de 1838 devra être consultée par ceux qui seront appelés à la discuter.

Mais, encore une fois, cette question de jurisprudence n'entre pas dans le cadre de notre travail; nous avons voulu seulement nous faire pardonner ce mot terrible, que nous écrivons avec la certitude qu'il répond à un besoin impérieux : la séquestration!

Oui, l'aliéné doit être séquestré, puisque c'est dans la maison de santé que l'on pourra employer les moyens thérapeutiques appropriés à son état, puisque c'est dans la maison de santé qu'il pourra être soumis à des prescriptions salutaires d'hygiène. Nous devons dire quelles sont les règles générales qui, suivant nous, doivent présider à l'installation d'une maison de santé.

III

LA MAISON DE SANTÉ

Nous ne voulons pas faire une critique, plus ou moins juste, des établissements qui existent; dire que celui-ci est construit trop en amphithéâtre, que cet autre a été placé à tort dans un bas-fond; nous ne voulons pas dire que notre préférence serait plutôt pour tel genre de construction que pour tel autre : ce n'est pas le but de notre travail, et nous voulons parler en termes plus généraux de la maison de santé ou de l'asile. Sans doute, les aliénés trouveront une distraction lorsqu'il leur sera donné de contempler un paysage aussi riant et aussi vaste que celui qui s'étale sous les yeux des pensionnaires de Charenton; sans doute, il faut des ombrages pour celui qui ne sort pas, et rien n'est moins propre à modifier des pensées maladives comme le spectacle permanent d'un triste mur. Mais, d'une façon plus générale, et sans nous soucier ici des difficultés d'un budget départemental, nous dirons que le mieux pour une maison de santé est de ressembler, aussi bien au dehors qu'au dedans, à tout autre chose. L'asile qui doit recevoir des malades ne doit pas ressembler à une prison, et il faut en bannir les grilles et les verroux, comme on a déjà fait pour les chaînes. Les murs élevés ne valent pas le saut-de-loup qui arrête le fugitif, mais lui permet de voir au dehors, et peut encore lui procurer un semblant d'illusion et lui montrer qu'il n'est pas mort à tout jamais au monde extérieur.

Les Anglais ont prôné un système, le *no-restraint*, système sur lequel nous aurons à revenir plus tard. Il faut surtout l'appliquer à l'ordonnance générale d'une maison de santé. Nous avons bien des fois remarqué que rien n'irrite l'aliéné comme une porte qui s'oppose d'une façon permanente à ses pas. Il suffit de visiter une maison de santé pour voir combien ces maudites portes sont heurtées par les malades; et bien des fois, lorsque nous entendions ce bruit cadencé, irritant pour les autres, produit par les tentatives persévérantes d'un aliéné pour enfoncer une porte qui lui résistait, nous sommes allé à lui, nous avons ouvert la porte, et notre malade était embarrassé de la liberté que nous venions lui apporter; il faisait quelques pas, puis rentrait de lui-même dans le quartier qu'il venait de quitter. C'est que, le plus souvent, les tentatives de l'aliéné sont mal coordonnées et sans but. Ce n'est pas pour fuir qu'il essaye de renverser la porte, c'est simplement parce que c'est une porte, imitant en cela les enfants qui punissent d'un coup de bâton le meuble sur lequel ils sont tombés. Plus l'espace dans lequel peut évoluer un agité est restreint, plus son agitation persiste. En faisant même abstraction de la fatigue musculaire, lorsqu'un maniaque peut aller devant ses pas, sans être réduit à ce mouvement circulaire de l'animal captif dans une cage, il se calme progressivement.

Je me borne à ces quelques lignes sur la maison de santé, puisque la première habitation venue peut en tenir lieu, à condition de supprimer les objets dangereux qui pourraient seconder l'exécution de projets maladifs. Pour éviter la précipitation, un écrou fixant l'espagnolette de la fenêtre suffira; pour éviter l'incendie, une toile métallique, placée comme pare-étincelles, vaut mieux que des grillages dont le malade ne s'explique pas la présence. Enfin, il n'est pas besoin de dire qu'on doit éviter de laisser à sa disposition des instruments tranchants; que l'on doit suspendre les rideaux de lit soit avec l'appareil usité à Charenton, soit au moyen d'un ciel de lit ne permettant pas à l'aliéné d'y fixer une corde ou un écheveau de laine; l'empêchant, en un mot, de s'y suspendre.

Nous le répétons, ces dispositions matérielles d'habitation ne doivent pas nous arrêter; mais nous voulons surtout dire comment nous comprenons quelle doit être la conduite du médecin et de ceux qui le secondent.

Le grand principe qui doit diriger la conduite du médecin aliéniste a été indiqué par Esquirol : Pour être utile aux aliénés, il faut les aimer et se dévouer pour eux. Cette seconde qualité, qui est indispensable au médecin aliéniste, le dévouement, et qui semble être une vertu, est une conséquence facile et toute naturelle de la première. Si un médecin, même éclairé et instruit, se met à la tête d'une maison de santé dans le seul but du lucre, ou, à plus forte raison, s'il est déclassé, s'il y arrive après avoir tenté en vain d'autres branches de la médecine, non-seulement il sera dangereux pour ses malades, mais il fera un triste et peu lucratif métier. Ce serait pour nous la dernière des hontes que de compter sur le silence qui peut couvrir une responsabilité ainsi mal comprise, et d'exploiter la perte de la mémoire de l'aliéné, le peu de foi que le monde attachera à ses paroles ; en un mot, de considérer une maison de santé comme une usine, et un aliéné comme une matière première destinée à faire fructifier des capitaux ; ce serait pis qu'une mauvaise action, ce serait une lâcheté.

Il n'est pas nécessaire d'être entraîné vers les aliénés par une vocation semblable à celle qui pousse les fanatiques au martyre sur des plages lointaines ; il suffit, au début, d'étudier sous un maître éclairé, et, lorsque la curiosité scientifique a fait surmonter les premières tristesses d'un semblable milieu, on trouve vite des encouragements et de grandes récompenses.

Le plus souvent, l'aliéné, nous pourrions dire presque toujours, est, comme l'enfant, susceptible d'affection et de reconnaissance. Si parfois les sentiments affectifs sont profondément lésés, c'est surtout dans leurs rapports avec les membres de la famille, surtout envers ceux qui entouraient le malade lors de l'éclosion du délire. Parfois, il est vrai, le malade garde un souvenir douloureux des moyens employés pour le guérir, parfois il manifeste des projets de vengeance contre le médecin qui lui a rendu l'intégrité de la raison ; mais, dans ce cas, l'aliéné n'est qu'à demi guéri, et ce n'est qu'une rodomontade à laquelle il ne faut pas s'arrêter.

Un de nos anciens camarades d'études nous fut confié dans le cours d'un accès grave de délire ; il fut de notre part l'objet de soins quotidiens et persévérants, mais nos anciennes relations d'amitié ne nous permirent pas de le conserver pendant la convalescence. Nous étions désarmé lorsqu'il nous démontrait sa parfaite guérison et l'inutilité d'une plus longue séquestration. Dès qu'il fut sorti, il remplissait Paris de ses projets de vengeance contre nous, il allait, partout où nous étions connu, déclarer qu'il avait l'intention de nous tuer; nous n'avons rien fait pour l'éviter ni pour le rencontrer, mais chaque fois que le hasard le plaçait en notre présence, il était cordial et nullement menaçant. De semblables projets de vengeance sont très-rares, et nous avons vu souvent un malade guéri, quitter à regret la maison où il avait retrouvé le calme, et dans laquelle il avait vu s'évanouir tous ces fantômes effrayants qui parfois l'avaient poussé à désirer la mort.

Le médecin doit espérer de semblables sentiments chez ses pensionnaires, s'il est non pas un geôlier, mais un ami pour ses malades. En présence du malade, il doit toujours conserver une dignité affectueuse, si bien qu'à son insu le malade subit son ascendant. Ce que le poëte dit pour l'enfant : *Maxima debetur puero reverentia,* est une vérité incontestable pour l'aliéné. Il ne faut jamais se départir, en face du malade, d'une gravité que commande du reste la douloureuse audition de son délire.

Quelles que soient les extravagances émises devant le médecin, ce dernier ne doit jamais en rire, il doit plutôt essayer de démontrer au malade qu'il est dans l'erreur ; il doit, ne le fût-il pas, se dire attristé par ses paroles. Du reste, l'aliéné ne peut pas être pour le médecin un jouet, ni un motif de récréation, et celui qui ne penserait jamais à se distraire en contemplant les progrès d'un cancer ou la démarche d'un pied bot, serait impardonnable de se divertir des discours d'un maniaque.

Cette gravité, que nous croyons indispensable pour le médecin, préviendra toute agression contre lui, agressions rares du reste, et auxquelles il faut opposer un sang-froid qui sera d'autant plus facile, que le plus souvent ces agressions, excepté chez les épileptiques, ne présentent aucun danger. Dans ce cas surtout, il faut se garder de tout mouvement de crainte ou de colère, il faut infliger immédiatement avec autorité et sans le moindre emportement une punition à l'aliéné, afin de lui faire comprendre qu'il ne doit pas se livrer à de semblables tentatives; mais il ne faut pas que cette punition soit inspirée par la vindicte. Un médecin n'a pas le droit de conserver le moindre ressentiment dans semblable occurrence, pas plus que le magistrat ne peut demander la tête d'un maniaque. Ces principes d'humanité sont en quelque sorte innés dans le cœur du médecin, aussi c'est pour mémoire que nous en parlons, sans avoir aucunement la pensée de leur donner la forme de conseil.

Mais ce sentiment d'affection ne doit pas arrêter le rôle du médecin, il doit observer avec la plus scrupuleuse sollicitude son malade, et lui faire avouer, ce qui est aisé, les pensées qu'il voudrait essayer de lui dissimuler, et, dans cette recherche, le moindre geste, la parole qui serait la plus insignifiante du monde avec un cerveau sain, acquiert parfois avec l'aliéné une importance de premier ordre.

L..., sa mère, est morte aliénée ; cependant, jusqu'à l'âge de quarante ans, il n'a donné aucune marque d'aliénation mentale, il est arrivé par le travail à une situation des plus honorables, il est artiste et ses œuvres sont appréciées. Son premier mécompte date peut-être d'une espérance déçue à l'époque d'une exposition ; il devait être décoré; cependant il nous est impossible, après plusieurs années d'intimité, de savoir quelle a été la cause de l'explosion assez soudaine de son délire. Une aventure entourée de quelque mystère, une dame dont il devait reproduire les traits et qui fut peut-être simplement coquette avec lui alors qu'il croyait à un sentiment plus sérieux, sentiment que du reste il chercha à fuir, peut-être même un simple accès de fièvre survenu pendant la traversée du Simplon, telles sont les nombreuses causes occasionnelles au milieu desquelles il est bien difficile de désigner la véritable.

Il fut amené à Charenton après avoir fait une tentative de suicide ; nous n'avons pas assisté à son arrivée dans cette maison, non plus qu'à une seconde tentative dont nous avons retrouvé la trace dans une observation recueillie par un de nos prédécesseurs. Au moment où nous l'avons approché pour la première fois, nous avons trouvé un malade ombrageux à l'excès, partageant, d'une façon très-partiale et avec des revirements très-brusques, ses sympathies et ses antipathies. Il était impossible de l'aborder de front, et il nous fallut les plus grands ménagements pour obtenir sa confiance. A partir du moment où il devint non plus notre client, mais notre ami, il nous fut possible de connaître les idées délirantes qui avaient un si grand empire sur lui, et de les combattre. Deux surtout l'obsédaient, et pervertissaient son jugement. Il se reprochait de n'avoir pas offert une réparation par les armes à un de ses amis qu'il croyait avoir gravement offensé, mais, surtout, il croyait que cette dame dont nous avons parlé plus haut était devenue son ennemie acharnée, et avait juré sa mort. Non-seulement il ne pouvait pas apercevoir même de loin une dame, mais il croyait que la police était complice de cette vengeance féminine, et qu'il était condamné à mort. La croyance en cette condamnation était tellement vivace chez lui, qu'il interprétait le geste le plus insignifiant comme une preuve qui lui était apportée, soit pour le narguer, soit pour le préparer au supplice. Un interne lui prête, sans y réfléchir sans doute, *le Dernier jour d'un condamné*, il regarde cette démarche comme une véritable signification. Le lendemain, pendant une conversation maladroite sur ce livre, l'interne, gêné par son faux-col, passe à diverses reprises son doigt entre cette partie de son costume et son cou ; alors notre pauvre malade ne doute plus, et parvient cependant à taire son émotion ; il devine que c'est par la décapitation qu'il doit périr, et, ne pouvant se résigner à gravir l'échafaud, il fait le jour même une tentative de suicide.

Deux enseignements doivent sortir d'une semblable observation: le premier, sur lequel nous aurons l'occasion de revenir, c'est l'influence d'une lecture qui vient maladivement confirmer de sinistres pensées; le second, c'est ce geste des plus innocents qui acquiert aux yeux de ce pauvre malade une terrible éloquence. Ajoutons cependant que nous avons eu la joie de voir ce pauvre malade quitter Charenton, qu'il se souvient des phases douloureuses qu'il a traversées, et qu'il a conservé les sentiments de la plus délicate amitié pour ceux qui ont eu le bonheur de collaborer à sa guérison ; enfin, pour montrer combien sa guérison est radicale, qu'il nous suffise de dire qu'elle est déjà sanctionnée par la durée, et que cet homme, qui ne pouvait pas apercevoir une femme sans penser à mourir, s'est marié depuis son retour à la santé.

Nous avons parlé plus haut de cette dame qui passait sa vie à la recherche d'un petit papier. Bien des fois nous avons surpris, dans le cours d'une conversation, une anxiété subite; cependant elle rougissait de ses terreurs et nous avions de la peine à la décider à un aveu : elle soupçonnait l'existence de ce terrible papier dans notre portefeuille, dans la coiffe de notre chapeau, dans un livre que nous tenions à la main. Notre conduite était toujours la même: loin de la heurter, nous nous empressions de faire devant elle une perquisition, soit dans notre livre, soit dans notre chapeau, soit dans notre portefeuille. Cette condescendance nous autorisait à lui montrer sans retard la puérilité de ses craintes, et, après avoir flatté pour un instant son délire, nous pouvions ensuite le combattre avec bien plus d'autorité.

On se tromperait si l'on croyait que le malade est indifférent à l'attitude du médecin. Dans la maison de santé ou dans l'asile, il est, aux yeux du malade, le personnage influent et celui que l'on observe sans cesse. Le médecin aliéniste parfait serait celui dont l'humeur serait toujours égale, qui saurait se créer deux phases absolument distinctes dans sa vie, et qui pourrait, en présence du malade, ne laisser jamais deviner aucun des sentiments de joie ou de douleur qui sont le partage de l'homme.

C'est ainsi que procèdent les maîtres ; il faut en quelque sorte se présenter au malade, non pas avec un masque d'indifférence, mais avec le visage que peuvent vous inspirer ses propres pensées : c'est le seul moyen de l'amener à un abandon qui permette de connaître ses pensées intimes, ses douleurs, qu'il dissimule parfois avec un soin jaloux, et qui peuvent amener chez lui les plus graves déterminations. La première condition pour combattre un ennemi, c'est de le connaître, et souvent les renseignements que vous donne la famille sont incomplets, souvent par ignorance ils vous cachent le point essentiel, le seul qui pourrait être expugnable.

X..., capitaine de gendarmerie, était malade depuis près de dix-huit mois, quand nous l'avons connu. On avait épuisé pour lui toutes ressources du traitement physique ou moral. Sous l'influence d'excès, de préoccupations morales ou à la suite d'une perte d'argent, il avait été pris subitement d'un accès de délire; il avait quitté Paris à pied et avait été trouvé errant, épuisé de fatigue et mourant de faim dans le centre de la France. Il avait été ramené à Paris, et, au moment où nous l'avons vu, il était plongé dans la stupeur la plus complète. Il était impossible de lui arracher une parole, il ne pensait même pas à satisfaire les besoins les plus élémentaires, il se gâtait et on le nourrissait avec la sonde œsophagienne. De ses amis nous rapportèrent que c'était un excellent militaire, qui avait toujours servi avec honneur; il nous vint à l'idée d'exploiter le sentiment de l'honneur militaire qui exerce toujours un grand empire sur les bons soldats. Un jour où nous avions en vain essayé d'éveiller son intelligence sans avoir pu lui arracher la moindre réponse, voyant qu'il nous entendait, nous l'avons brutalement appelé déserteur. Immédiatement nous avons obtenu une dénégation formelle. Nous insistons, nous voulons lui démontrer qu'il a abandonné son régiment, qu'il a forfait à l'honneur et que son départ brusque de Paris l'a placé sous le coup de la dégradation militaire, il essaye aussitôt de se défendre avec une énergie qu'il ne nous avait jamais manifestée. A partir de ce jour, il entra en convalescence, et, deux mois après, il quittait la maison pour reprendre le commandement de sa compagnie.

Pour remplir le programme que nous indiquons à grands traits, il ne faut pas se contenter de la visite officielle que le médecin a l'habitude de faire matin et soir.

A l'approche de cette visite, l'aliéné qui a encore conscience de lui-même, et c'est surtout pour celui-là que nous écrivons dans ce moment, se prépare à présenter, lui aussi, une figure officielle, et le médecin qui ne voit ses malades qu'à ce moment ne les connaît que très-imparfaitement. Il faut, en quelque sorte, se mettre à l'affût, passer parfois de longues heures avec un malade, le fatiguer même par une conversation insignifiante en apparence, afin de saisir rapidement le moment où il se livre à son insu. Il faut vivre sans cesse au milieu de ses malades; nous dirons même que ceux qui ne connaissent pas le sommeil des aliénés ne les connaissent qu'imparfaitement.

Cette cohabitation présente un autre avantage : celui de ne pas abandonner sans cesse l'aliéné à des soins mercenaires et peu intelligents. Malgré notre désir de tout voir avec indulgence, nous sommes obligé de dire toute notre méfiance à l'endroit des serviteurs habituels des maisons de santé; à part quelques exceptions très-rares, c'est un personnel détestable et qui ne mérite pas la moindre confiance. Nous ne voulons pas rechercher les causes de ce défaut capital de toutes les maisons; nous nous contentons de signaler le vice, qui, du reste, est à peu près sans remède, mais qui ne peut être évité que par la présence permanente d'un médecin, sinon auprès de chaque malade, du moins au milieu des malades. Ce n'est que par la terreur d'être à chaque instant surpris par une arrivée inopinée, que les serviteurs resteront dans leur rôle et ne pousseront pas l'impudeur jusqu'à manger le dîner destiné à leur maître, ou ne tenteront pas de le dresser à leur propre service.

En général, ces tristes auxiliaires cherchent à imprimer aux malades de la terreur par des menaces, sans aller toujours jusqu'aux mauvais traitements; ils le font avec une grossièreté de langage et une ignorance absolue du malade. Ils ne savent pas que la moindre des qualités de l'aliéné est la discrétion; que, sauf de rares exceptions, on peut toujours savoir, en questionnant les malades, ce qui s'est passé dans un quartier; et, si l'homme du monde peut mettre certaines accusations sur le compte du délire, le médecin ne s'y trompera jamais, la vérité émergera toujours pour lui au milieu des extravagances et des exagérations enfantées par la maladie. Après de longues années passées au milieu des aliénés, notre conviction est bien établie : nous croyons impossible de rassembler un personnel nombreux digne de la moindre confiance ; nous pensons que cet instrument défectueux ne doit jamais fonctionner hors de la surveillance incessante du médecin.

La tâche que nous imposons à l'aliéniste vraiment digne de ce nom est lourde, et cependant nous n'avons pas encore énuméré toutes les obligations morales qui pèsent sur lui. A partir du moment où il aura assumé la terrible responsabilité d'une séquestration, lui seul doit diriger, suivant les données de son expérience, la vie physique et intellectuelle du malade. Il doit ne laisser arriver aucune lettre sans la lire, il doit connaître tous les livres qu'il place entre les mains de ses pensionnaires :

on a vu plus haut l'importance d'une lecture imprudente. Enfin, il doit avoir communication de toutes les lettres qui émanent du malade. Nous ne craignons pas d'écrire ces lignes, qui, au premier abord, semblent tracées par un familier du Saint-Office; nous les écrivons avec conviction. Bien des fois nous avons vu une note écrite dans un journal apporter un trouble très-grand dans l'esprit d'un convalescent et reculer sa guérison.

M. X... avait fait une tentative de suicide qui avait mis ses jours en danger; il avait placé sa tête au milieu d'un feu ardent qui avait produit des brûlures très-graves. Pendant deux ans, il fallut panser ce malheureux; il était persuadé qu'il ne pourrait jamais revenir à la santé complète. Par un brusque revirement, non-seulement il ne voulait plus de cette mort qu'il avait vue de si près, mais il se croyait à chaque instant près d'expirer, et, dès qu'il surprenait sur sa figure une légère augmentation de chaleur, il nous envoyait chercher en grande hâte, persuadé que la congestion l'envahissait. Ce malheur, qu'il redoutait, lui semblait plus imminent lorsqu'il voyait dans un journal le récit d'une mort subite; dans chaque cas dont il lisait le récit, il reconnaissait le péril dont il se croyait lui-même menacé, et son émotion durait plusieurs jours. Malgré nos conseils, une curiosité maladive et fatale le poussait cependant vers cette lecture, et il nous fut reconnaissant d'expurger tous ses journaux et d'en supprimer tout ce qui pouvait ainsi l'émouvoir.

Une nouvelle, que la famille considère comme heureuse, peut produire un effet inverse sur un aliéné;

trois lignes qui lui annoncent brutalement la visite d'une personne chère produisent un tout autre effet qu'une conversation patiente qui le prépare progressivement. Enfin, le médecin trouvera souvent dans une lettre écrite par un malade une indication précieuse. Un aliéné peut très-bien éluder un interrogatoire pratiqué habilement et livrer complétement son secret maladif, lorsqu'il croit que la lettre doit franchir les murs qui le retiennent. Est-il besoin de dire que cette preuve accablante du délire peut plus tard peser sur toute la vie d'un aliéné guéri ; que, placée entre des mains intéressées, elle peut devenir une arme redoutable et anéantir tous les heureux résultats d'une guérison? Il est donc important de ne pas laisser cette preuve de folie, écrite dans un moment d'égarement, aller à l'aventure; elle peut préparer déjà une rechute.

Nous reviendrons à chaque ligne sur la quarantaine à laquelle nous croyons devoir soumettre notre malade, et, loin de chercher à justifier le mot de séquestration, que notre conscience nous a dicté, nous l'aggravons au contraire. Mais si nous traçons un cercle étroit autour de l'intelligence de notre malade, nous sommes bien éloigné d'en faire autant pour son corps. Nous croyons, au contraire, que l'on doit faire souvent franchir à l'aliéné le seuil de la maison de santé où son esprit finirait par accentuer les teintes maladives de son évolution.

C'était l'avis des anciens aliénistes, et l'un des plus illustres, Esquirol, était grand partisan des voyages, il s'appuyait sur la tradition des anciens qui envoyaient leurs malades prendre l'ellébore à Anticyre ou faire le saut de Leucade. « J'ai constamment observé que les aliénés, dit-il, sont soulagés après un long voyage, surtout s'ils ont visité des pays éloignés, dont le site et l'aspect aient saisi leur imagination, s'ils ont éprouvé les difficultés, les tracasseries, les contre-temps, les fatigues ordinaires aux voyageurs. »

Il est téméraire de ne pas se ranger à l'avis d'Esquirol, plus téméraire encore d'essayer de le combattre. Cependant nous ne sommes pas partisan des voyages. Chez certains malades, les paralytiques au début par exemple, on accélère étrangement les progrès de la maladie, et on retarde la période de rémission qu'il est possible d'obtenir parfois, souvent on la rend impossible. Les stupides, les mélancoliques, sont absolument indifférents aux distractions que l'on essaye de leur procurer par un déplacement fréquent.

Le chagrin monte en croupe et galope avec lui.

Si je cherchais une excuse pour mon audace à contredire Esquirol, je la trouverais peut-être dans le mode de transport inauguré par les chemins de fer. Il ne s'agit plus comme autrefois de voyager à son gré, en chaise de poste, s'arrêtant chaque soir et même au milieu du jour, suivant les indications des médecins qui, le plus souvent, escortent le malade. On monte dans un compartiment étroit, et rapidement on se porte à l'extrémité du pays. Comment admettre que ce qui cause une fatigue réelle, un accablement physique et intellectuel à l'homme sain de corps et d'esprit, soit innocent, à plus forte raison utile à l'aliéné?

Si nous proscrivons les voyages, nous sommes grand partisan des promenades au dehors de la maison de santé, des excursions. On doit oser de semblables tentatives en s'entourant de grandes précautions, et nous n'hésitons pas à dire que les rares accidents que nous avons vus survenir dans ce cas, provenaient exclusivement de la négligence du compagnon du malade. Il est toujours facile, quand on connaît les idées maladives d'un aliéné, de prévoir tous les dangers qui l'attendent au dehors ; la seule difficulté réside dans le choix du compagnon de promenade qui doit réduire ces dangers à néant.

Pendant notre internat à Charenton, nous avons vu de nombreuses et fréquentes promenades s'exécuter sans occasionner même des évasions. Sans doute, un dipsomane qui possédait de l'argent à l'insu des médecins parvenait à absorber des quantités considérables d'alcool, mais il avait pour complice l'incurie des gardiens qui accompagnaient la promenade, et encore était-il servi par un prétexte et une coïncidence. Pour exécuter son plan, il feignait d'aller allumer une cigarette, et profitait de ce que tous les bureaux de tabac de la banlieue sont doublés d'un débit de liqueurs.

Dans bien des cas, la pression morale suffit pour entraver toute tentative semblable. Au début de nos études spéciales, nous avons accompagné, au spectacle, un pensionnaire de Charenton, auquel nous n'avions demandé aucune promesse, nous nous étions contenté de lui dire avec assurance : « Je suis certain que vous ne me forcerez pas à rentrer seul ce soir. » Dans le courant de la soirée, nous avons mis plusieurs fois sa bonne foi à l'épreuve, tout en le surveillant; nous semblions l'avoir perdu, et nous nous souvenons toujours de son anxiété et de l'empressement qu'il mettait à nous rechercher. Huit jours après, notre malade sortait avec un gardien, et pénétrant dans une maison à deux issues, conquérait, par surprise, une liberté qu'il n'avait pas tenté de recouvrer lorsqu'il était avec nous. Les avantages que le médecin trouvera dans ces promenades, soit à pied, soit en voiture, dans l'audition de certains spectacles, choisis avec discernement, même dans l'équitation, sont immenses et les inconvénients minimes. L'expérience, du reste, est déjà longue. Chaque jour, les malades de Charenton se réunissent pour entendre de la musique; deux fois par semaine, ils se réunissent pour une soirée dansante, sans qu'on voie jamais surgir le moindre désordre, de semblables distractions sont absolument nécessaires, lorsqu'elles seront prescrites par le médecin, qui devrait être accusé de négligence s'il les dédaignait.

Tout ce que nous avons écrit jusqu'à présent, et qui constitue en quelque sorte l'hygiène de la pensée, ne peut être ordonné et conduit que par le médecin. Quelque intelligent et dévoué que soit son auxiliaire, parent, religieux ou serviteur, il sera plus nuisible qu'utile, s'il veut s'affranchir de la tutelle du médecin. La philosophie se vanterait à tort de tenter une œuvre semblable. La connaissance du cerveau et de ses fonctions, l'étude de la physiologie humaine, la clinique des maladies ordinaires, sont les préliminaires obligés de l'étude de l'aliénation mentale. Essayer de se priver de ces prémisses, c'est s'exposer aux plus graves erreurs. Nous ne croyons pas nécessaire de discuter une semblable vérité, qu'un esprit superficiel seul repousserait. Après avoir marché sur un terrain que nous a disputé parfois la philosophie, nous arrivons à ce qui fut toujours le domaine exclusif du médecin, à l'hygiène physique de l'aliéné.

IV

HYGIÈNE PHYSIQUE DE L'ALIÉNÉ

Michel Lévy, dit : Les fous ont leur santé, si, par ce mot, on entend l'ensemble plus ou moins régulier des actes de la vie végétative et de ceux de la vie de relation, moins la juste coordination de ces derniers. Les fous, excepté un certain nombre de monomanes ou de furieux, mangent, boivent, digèrent ; ils ont des forces et de l'embonpoint, leurs sécrétions et leurs excrétions offrent quelque irrégularité ; ils dorment peu, bravent, tête nue, avec une apparente impunité, l'excès du froid, les ardeurs du soleil ; on a remarqué encore qu'ils réagissent autrement que les individus sains d'esprit à l'action des médicaments, dont ils supportent des doses considérables.

C'est de cette santé spéciale que nous allons parler, et nous devons dire comment les fous mangent, comment ils boivent, comment ils dorment, comment ils sont atteints par les milieux ambiants.

A. — Électricité atmosphérique.

L'électricité atmosphérique n'a pas sur les aliénés la même action que sur l'homme sain. Bien que l'orage agisse d'une façon différente sur chaque organisation, tout médecin a été témoin de ces troubles de l'innervation qui, parfois, plongent certains individus dans un abattement profond, qui les rend incapables de tout effort, ou qui les rend irritables.

Le paralytique général, et c'est là un fait constant, paraît au contraire étrangement soulagé sous cette influence. Nous avons vu souvent des paralytiques devenir plus lucides, récupérer même jusqu'à un certain point le fonctionnement de leurs muscles ; ils se gâtent moins, l'embarras de la parole diminue et disparaît même chez quelques-uns. Il semble que c'est là le milieu qui leur convient par excellence. Cette amélioration passagère ne produit, du reste, aucun effet fâcheux et, dès que l'état de l'atmosphère se modifie, les caractères maladifs reparaissent avec la même intensité qu'auparavant, mais sans aggravation. Nous avons cherché une explication de ce phénomène, sans en trouver de satisfaisante. Chez les autres aliénés, qu'il faut diviser, sous le rapport des manifestations extérieures, en déprimés et excités, les modifications de l'état électrique amènent le plus souvent une aggravation de symptômes. Mais la cause n'est pas simple ; le plus souvent les orages sont accompagnés de vents violents et de pluies abondantes. Le vent augmente l'agitation des aliénés, et la pluie, forçant à les maintenir dans les habitations, les empêche de dépenser leur excitation dans un espace plus étendu et les rend aussi plus agités.

Il semblerait qu'il se produise chez ces malades un

phénomène analogue à celui que nous observons dans les laboratoires de physiologie sur une grenouille empoisonnée par la strychnine. Si, par des excitations fréquentes, on provoque chez la grenouille empoisonnée des convulsions tétaniques, on n'en observe que de légères; tandis que, si on laisse une plus grande intermittence, l'excitation est suivie d'une violente contraction. Chez les aliénés, quand on est obligé de les contenir, si on les empêche en quelque sorte de dépenser en menue monnaie leur besoin de locomotion et de mouvements, on doit s'attendre à un plus grand déploiement de symptômes. C'est peut-être seulement à cette cause qu'il faut attribuer les effets de l'orage.

B. — Froid.

Il n'en est pas de même de l'action du froid; nous avons une explication acceptable dans les phénomènes qui ont été signalés pendant les campagnes de Russie et qui se présentent sous forme de congestion. Nous ne parlons pas seulement des effets observés chez les malheureux ivrognes, qui, par une soirée glaciale, se couchent le long du trottoir pour ne plus se relever.

Michel Lévy dit : La congélation suivie de stase paraît s'opérer d'abord sur le cerveau; son action s'affaiblit; les opérations intellectuelles s'embarrassent, la conscience diminue, les sens se troublent, les mouvements deviennent de plus en plus difficiles. D'abord les soldats de 1812 se laissaient conduire par leurs camarades; mais bientôt la marche se ralentissait, ils chancelaient comme des hommes ivres et finissaient par tomber.

J. D. Larrey nous fait aussi un tableau saisissant de cette funeste campagne de Russie, et dit : Les soldats qui avaient été frappés d'un commencement de cette insensibilité, qui s'approchaient trop près du feu de bivouac, tombaient roides morts, comme par sidération, ou s'élançaient en délire au milieu des flammes.

Durant notre internat à Charenton, nous avons bien souvent vérifié cette funeste influence du froid sur le cerveau. Chaque fois que, pendant la nuit, il survenait un abaissement de température brusque, nous étions appelé à constater, chez les nombreux paralytiques généraux placés dans cet établissement, des congestions.

Le mécanisme n'est pas obscur. Il ne faut pas accepter l'explication de M. Poiseuille, qui ne voit là qu'un effet de l'accroissement de la couche du liquide dont sont enduits les vaisseaux et dont l'épaisseur augmente à mesure que la température s'abaisse. Les recherches récentes ont montré que cette couche était composée de globules blancs, et que la température n'avait aucune action sur leur accroissement en nombre. C'est un simple phénomène de stase sanguine dans les viscères, et en particulier dans l'organe malade, le cerveau, qui produit ces accidents souvent mortels pour les paralytiques.

Les autres aliénés supportent assez bien l'abaissement de température. Nous avons vu souvent des déments se promener tête nue par des froids rigoureux, à peine vêtus, la poitrine découverte. Un malade de Charenton, atteint de délire partiel, descendait tous les matins dans la cour et se livrait à ce qu'il appelait soins de propreté habituels, qui consistaient en ceci : il se dépouillait de tous ses vêtements et se lavait tout le corps à la fontaine du préau. Lorsque la gelée l'empêchait de se livrer à cette pratique, il s'irritait, et lorsque la terre était couverte de neige, il s'en servait pour faire ses ablutions. Ce malade inscrivait sur un registre spécial ses moindres actions de la journée ; il tenait un compte rigoureux de la quantité d'aliments qu'il absorbait, quantité que, du reste, il restreignait chaque jour davantage. Il avait pris cette habitude d'inscrire sa vie, alors même qu'il vivait librement dans la société. Nous voulons copier ici une de ces pages.

11 janvier. — Levé, huit heures. Pluie pendant la nuit et vent dans la journée, temps variable avec intervalles de pluie, vent d'ouest.

Propreté ordinaire.

Dix heures, déjeuné. — Bœuf, haricots, confiture d'abricots, pain. — Rentré.

Continué à graver sur vernis. — Petite composition fantaisiste.

Terminé vers deux heures et demie. — Fait un peu de feu.

Couvert de petit vernis les parties découvertes aux marges et les points défectueux dans la gravure.

De quatre heures à sept heures un quart. — Raccommodage de chemises, et mis des tirants noirs à deux paires de chaussures grises.

A huit heures, sorti. — Dîné. — Gigot au riz, demi-plat oseille, mendiants, pain, carafon.

Marché : allant très-lentement, à cause de mon pied malade, jusque vers N.-D. de Lorette, et retour par la même voie (vent par rafales, assez froid).

Au logis, à neuf heures un quart.

Quelques soins d'intérieur.

Dîner 5 (5e).	1,00
Déjeuner 5 (5).	0,60
	1,60

Les chiffres placés en bas, à côté de l'indication *Dîner* et *Déjeuner*, indiquent les quantités d'aliments absorbées par lui ; son désir était de les diminuer graduellement; — l'indication *Propreté ordinaire* se rapporte à la pratique que nous avons décrite plus haut. Pendant longtemps, ce malade a pu braver ainsi le froid ; mais, malgré les efforts des médecins de Charenton, il s'est affaibli graduellement, il ne mangeait pas toute sa ration, et il fut enlevé en deux jours par une pneumonie double à forme insidieuse.

C. — Chaleur.

La chaleur, et surtout l'irradiation solaire, a une influence capitale sur le cerveau ; il serait complétement inutile de chercher à prouver cette influence ; elle est inscrite dans tous les traités et nous en avons vu de nombreux exemples. Chaque année, par exemple, le camp de Châlons envoyait à Charenton des soldats qui étaient devenus malades à la suite d'une exposition assez courte aux rayons solaires, au milieu de ces plaines blanches de la Champagne. Un capitaine de gendarmerie, entre autres, qui remplissait les fonctions de prévôt, — fonctions qui ne lui auraient pas permis de dissimuler un trouble intellectuel bien marqué, — après une journée passée sur le terrain de manœuvre, rentre à sa tente, sans autre symptôme qu'une grande fatigue, qu'expliquait, du reste, une journée passée à cheval. Au milieu de la nuit, il se met en grand uniforme, monte à cheval et se rend au quartier général, où il annonce qu'il est empereur. Ce fut là une explosion brusque de paralysie générale, à laquelle cet officier succomba quelques années plus tard.

Outre ces phénomènes congestifs du cerveau, il en est d'autres qui frappent les aliénés et surtout les déments. Ces malades restent parfois de longues heures immobiles sans penser à se prémunir des rayons solaires qui amènent chez eux des accidents qui ont été décrits, par plusieurs médecins d'asile, sous le nom de *pellagre*.

Déjà, en 1848, M. Baillarger, dans un mémoire lu à l'Académie de médecine, signale les caractères identiques qui existent entre la folie pellagreuse et la paralysie générale ; mais, au point de vue de la cause, si tous les auteurs ne sont pas d'accord, la plupart pensent que c'est un résultat de l'insolation. On ne peut pas admettre, avec Bellotti, un germe pellagreux qui sommeillerait pendant tout l'hiver pour se réveiller seulement au printemps, pas plus qu'on ne peut croire à un virus pellagreux, comme le dit Strambio. Les théories sur la pellagre sont nombreuses : les uns nient l'influence de l'insolation, pour tout rejeter sur la misère ; les autres, comme Beau, pensent que c'est une dyspepsie compliquée d'un érythème solaire, que c'est une diathèse particulière de l'économie caractérisée par la triade sympathique. Comme M. Cazenave, M. Bouchard est assez disposé à penser que c'est un effet de l'insolation survenu chez un individu cachectique. Enfin, on ne peut incriminer la nourriture par le maïs altéré par le verdet, puisque cette maladie sévit dans des contrées où le maïs n'est pas partie constituante de la nourriture des habitants.

M. Brunet a publié, en 1865, un travail intéressant dans les *Annales médico-psychologiques*, dans lequel il examine les conditions dans lesquelles se sont manifestés des accidents de pellagre à l'asile de Niort ; son travail est appuyé de cent observations, et les conclusions peuvent être d'autant plus adoptées, que les pensionnaires de l'asile sont placés dans des conditions de vie absolument identiques : même nourriture, même habillement; la différence n'existe que pour le logement. Or, M. Brunet dit que, lorsque les préaux ne présentent pas d'ombrages suffisants pour garantir l'aliéné contre les ardeurs du soleil, les déments, les idiots, les stupides, restant de longues heures exposés à l'insolation, parce que leur peau est anesthésiée, ou parce qu'ils sont incapables d'en connaître les dangers, présentent souvent des accidents cutanés, compliqués quelquefois de troubles digestifs et nerveux. C'est à l'insolation qu'il faut rapporter les différents accidents morbides qui ont été décrits sous le nom de *pellagre*, en ajoutant que les individus débilités par la misère, par la mauvaise nourriture, par le maïs altéré par le verdet, etc., sont plus sensibles à l'insolation que les individus doués d'une bonne santé.

D. — Humidité.

L'humidité a une action débilitante sur tout l'organisme. Il n'y aurait rien de particulier à dire au point de vue de l'aliénation mentale, si l'on n'avait indiqué cette cause parmi celles qui produisent le crétinisme. On ne rencontre le crétinisme, suivant M. Lunier, qu'exceptionnellement sur les hauts plateaux; il dépasse rarement l'altitude de 1200 à 1500 mètres au-dessus du niveau de la mer, et quand on le rencontre à une certaine hauteur, c'est presque toujours dans des vallées dominées par des montagnes plus élevées encore. Nous ne savons pourquoi M. Lunier, après cette première indication, insiste sur l'éloignement des bords de la mer comme cause plus réelle que l'altitude, surtout puisqu'il ajoute, quelques lignes plus loin, que c'est surtout dans les vallées profondes, étroites, tortueuses, à angles rentrants, que l'endémie crétineuse sévit avec une certaine intensité, et que, si l'on rencontre le crétinisme dans le pays des plaines, il y a toujours une végétation luxuriante ou quelque autre condition locale analogue qui y entretient une humidité permanente. Plus loin même, M. Lunier combat la théorie qui s'appuierait sur la présence de miasmes palustres, d'un principe délétère, ou des gaz s'échappant des profondeurs de la terre, et que l'humidité ordinaire de l'air et du sol joue un rôle important dans la genèse de l'endémie crétineuse.

E. — Pression atmosphérique.

Les modifications de la pression atmosphérique ont aussi une importance capitale sur les aliénés, surtout sur ceux qui sont atteints de forme congestive. Nous avons signalé la fréquence des congestions survenant dans les cas de paralysie générale que nous avons pu observer à Charenton au moment des froids subits. Nous avons aussi vérifié souvent une coïncidence semblable entre les complications hémorrhagiques et la diminution de pression atmosphérique. Du reste, cette tendance à l'hypérémie cérébrale a été indiquée par la plupart des voyageurs qui ont décrit le mal des montagnes.

Tous ne sont pas d'accord sur la véritable cause ; leurs théories sont plus ou moins ingénieuses, et il ne nous appartient pas de les discuter. Cependant nous constaterons que, quel que soit le mécanisme, le résultat est toujours le même. La plupart des savants qui ont tenté de grandes ascensions ont éprouvé des symptômes divers au point de vue des fonctions, mais la plupart parlent de céphalalgie intense, d'afflux considérable de sang vers le cerveau déprimant les forces motrices et sensitives, d'imminence d'apoplexie.

Zumstein, sur le mont Blanc, éprouvait, à 4300 mètres, une envie de dormir irrésistible, et M. Lepileur dormait en marchant, à 4100 mètres. Moorcoft, sur l'Himalaya, a ressenti une congestion cérébrale qui l'a obligé à se jeter par terre ; au même endroit, le capitaine Web a éprouvé la même tendance, et l'a observée même chez les chevaux et les yacks. Ce n'est pas seulement dans ces ascensions que l'on a pu constater, suivant les auteurs, l'influence de la pression atmosphérique sur le cerveau. Au mois de décembre 1747, le baromètre ayant baissé en deux jours de 35 millimètres, on observa, dit Duhamel, un grand nombre de morts subites. D'après Retz, une observation de vingt années, dans les Pays-Bas, prouve que les excès de légèreté de l'atmosphère coïncident avec des apoplexies, des épilepsies, des morts subites.

Nous indiquons la cause du mal : les variations brusques dans la pression atmosphérique sont parfois fatales à ceux qui sont atteints de maladies cérébrales de forme congestive, mais le remède serait difficile à indiquer. Cependant nous pensons qu'il serait d'une sage précaution, lorsque le baromètre tend à descendre, de chercher, surtout chez les paralytiques généraux, à conjurer le danger, soit par des émissions sanguines, soit surtout par des purgatifs. Nous n'avons rien à dire de l'augmentation de la pression atmosphérique. Jusqu'à présent, les expériences physiologiques sur lesquelles nous pourrions nous appuyer ont été faites dans des conditions telles, que jamais nos malades ne peuvent se trouver dans de semblables, et nous n'avons pas remarqué d'accidents coïncidant avec l'augmentation en hauteur de la colonne barométrique.

F. — Eau.

L'eau douce n'a pas une action bien notable sur la production ni sur le traitement de l'aliénation mentale au point de vue des eaux potables ; mais son emploi, comme bains, constitue la plus grande ressource à laquelle s'adressent d'ordinaire les médecins aliénistes. Bien que ce soit plutôt du domaine de la thérapeutique que de l'hygiène, la ligne qui sépare ces deux divisions des sciences médicales n'est pas assez tranchée ; nous y avons eu recours si souvent avec succès, que nous ne pouvons nous dispenser d'en parler ici.

Les hygiénistes ont décrit plusieurs espèces de bains, suivant leur composition, leur température ; nous avons vu quels sont les résultats des bains d'eau simple ; nous ne parlerons que de ceux-là ; les bains médicamenteux sont d'un emploi difficile.

Avec un malade, le plus souvent indocile, qui peut tenter de boire l'eau de sa baignoire, le résultat qu'on pourrait en retirer ne compenserait pas les dangers auxquels on l'exposerait. Il faut cependant faire une exception pour les bains sinapisés, qui sont employés souvent avec succès, dans les formes dépressives.

Parfois on a prescrit les bains de mer dans des affections nerveuses qui étaient le prélude de l'aliénation mentale; le résultat est toujours funeste.

Il suffit, pour s'en convaincre, de lire la description des effets observés chez l'homme sain, par M. Oré, aussi bien pour les effets physiologiques primitifs que pour les effets consécutifs. M. Oré a vu que le plus grand nombre des baigneurs, au moment de leur entrée dans l'eau de mer, ressentent une vive impression de froid, accompagnée de saisissement général, de suffocation ou de constriction suffocante du thorax et de l'épigastre, de l'abdomen, des attaches du diaphragme. Chez ces baigneurs, le visage pâlit, les traits se contractent, et le refoulement sanguin de la périphérie au centre occasionne des vertiges, des palpitations, un sentiment de chaleur, etc. Plus loin, pour les effets physiologiques consécutifs, le même auteur dit que, le plus souvent, il survient, après le bain de mer, de la somnolence, un sentiment d'oppression sternale, une aphasie partielle ou des étourdissements, ou certains mouvements ascensionnels de sang vers la tête, etc.

En présence de ces résultats, il faut éloigner ceux qui sont menacés d'une affection mentale des bords de la mer.

Ajoutons, du reste, que l'observation clinique vient confirmer ces observations physiologiques. Bien souvent nous avons vu des malades, dont l'affection avait été méconnue au début, présenter, après le second ou le troisième bain de mer, une aggravation telle qu'il fallait immédiatement les séquestrer.

Les expériences, les analyses de liquides excrétés, ont montré que, même en s'abstenant de bains, l'atmosphère marine avait une action sur l'économie. Nous croyons que l'on doit ne pas se contenter de proscrire les bains de mer, qu'il faut étendre cette défense même au séjour sur les bords de la mer.

Nous avons dit que le bain tiède ordinaire est d'un usage très-fréquent, dans les asiles et dans les maisons de santé. Dans les cas d'excitation, il faut y avoir recours, sans crainte d'en abuser, en quelque sorte. Nous avons été amené à donner à nos malades des bains de douze et seize heures, et à les répéter chaque jour avec avantage, en les prescrivant dans les proportions que les appareils balnéaires mis à notre disposition nous permettaient. Nous avons regretté de ne pouvoir, grâce à une nouvelle installation, les prolonger encore.

D'ordinaire, les baignoires destinées aux aliénées sont munies d'une plaque de cuivre, percée d'un trou pour le passage du cou, qui recouvre les deux tiers de la baignoire. Il existait même à Charenton, au bain des dames, une baignoire sur laquelle s'adaptait un couvercle de bois, qui mesurait toute la longueur de la baignoire. C'était fort bien au point de vue de la pudeur, mais c'était d'une manœuvre très-difficile pour les gens de service et dangereux pour les malades, qui étaient exposées à recevoir brusquement cette pièce de bois sur les épaules. Nous pensons aussi que le couvercle de métal présente un grave inconvénient. En fléchissant ses jambes, le malade peut, avec ses genoux, atteindre facilement le rebord de ce couvercle, qui est mousse, à la vérité ; mais, dans ses tentatives pour se débarrasser de ce moyen de contention, il peut se contusionner gravement, parfois même s'excorier les genoux, et il est important de prévoir toutes les causes de complication chez un malade qui doit le plus souvent être indocile à tout traitement. De plus, ce couvercle ne remplit qu'un seul but, celui de maintenir le malade dans son bain, et nous avons vu souvent des malades, très-excités ou désireux de sortir du bain, vider presque toute l'eau de leur baignoire en la projetant au dehors avec leurs pieds et leurs mains.

Ces inconvénients nous ont inspiré la modification suivante : Nous avons remplacé le couvercle de cuivre par une pièce de bois de la largeur de la baignoire, mais qui n'avait en longueur que 40 centimètres environ, de façon à recouvrir seulement les épaules, le reste de la baignoire était recouvert par une sorte de housse, faite de toile à voile, qui se fixait en haut et en avant à l'extrémité libre de ce couvercle de bois, et dans la partie correspondant aux pieds se repliait exactement sur la baignoire ; il suffit de l'entourer à la partie inférieure avec un lien, comme le parchemin qui sert à obturer un bocal.

Grâce à cette disposition, il est d'abord très-facile de placer cette pièce de bois sur les épaules d'un malade qui résiste ; on n'a pas à craindre de le meurtrir, comme on le fait parfois, en essayant d'adapter une pièce de métal lourde et difficile à déplacer. De plus, une fois dans le bain, le malade pouvait essayer en vain de heurter l'extrémité libre du couvercle, et, une fois que la toile à voile était mouillée, elle devenait assez imperméable pour arrêter le flot de l'eau du bain, elle concourait même, dans une certaine mesure, à la conservation du calorique pour les bains prolongés.

Cette petite modification n'est pas la seule que nous voudrions voir adoptée dans les maisons de santé. Il faudrait installer un appareil convenable pour imposer, au besoin, des bains de plusieurs jours à certains maniaques, et le problème a déjà été résolu. Hebra, médecin de Vienne (Autriche), a fait disposer une baignoire-lit qui permet de laisser un malade dans le bain pendant plusieurs jours, sans lui imposer une attitude fatigante, surtout par sa durée. Cet appareil se prête aussi à l'accomplissement des fonctions de digestion. Il serait très-facile de disposer cet appareil de manière à y fixer un aliéné. Il n'a pas encore été utilisé pour ce genre de maladies ; cependant, sans parler des observations de M. Türck, les médecins aliénistes ont eu recours, de tout temps, aux bains prolongés.

En 1846, M. Brierre de Boismont a présenté à l'Académie de médecine un mémoire sur les bains prolongés. Il indique, comme durée, quinze à dix-huit heures, et, comme durée du traitement, il pense que, lorsqu'après le dixième bain il n'est survenu aucune amélioration, il faut les cesser. Dans un cas, cependant, nous avons pu observer non-seulement une amélioration, mais une guérison après le dix-huitième bain.

M... avait vingt-deux ans, il était étudiant en droit, et c'était un brillant élève ; son père était d'un tempérament nerveux, presque maladif. Il n'y avait pas d'autre antécédent morbide dans la famille, du côté des ascendants ; nous avions cependant donné des soins à un de ses cousins qui était dans la dernière période de la paralysie générale, lorsque M... tomba malade. A la suite de conversations, dont nous n'avons connu que ce que nous disait le père, avec un jeune ecclésiastique, très-ardent pour la défense du pape, dans un pays qui avait envoyé de nombreuses recrues aux zouaves pontificaux, M... fut atteint d'un délire dont les caractères s'accentuèrent progressivement, mais dont la première manifestation fut le désir d'interrompre ses études de droit pour aller s'enrôler en Italie, au milieu de ses compatriotes. Ce désir, que combattait le père avec des arguments puisés dans son affection et le regret de voir son fils ne pas terminer sa dernière année d'études, devint bientôt impérieux, à la suite de songes et d'hallucinations nocturnes. M... voyait des saints ou la Vierge qui venaient l'exciter à quitter sa famille.

Ce symptôme initial fut de courte durée, et le désordre qui lui succéda fut bientôt caractéristique : celui de la manie. On voit souvent les maniaques faire certaines associations de mots qui ressemblent de loin à ce jeu que l'on nomme *calembours*. Ils sont entraînés par la consonne finale d'un mot qu'ils prononcent, et s'en servent pour construire un autre mot, sans raison et sans attacher aucun sens à cet accouplement incohérent, dont, pour en donner un exemple, il suffit de rappeler cette phrase, que tout Parisien a entendue : « Tu me plais et Bosphore, etc. » D'ordinaire, le maniaque se borne à cette bizarre association ; M... avait, en quelque sorte, amplifié le phénomène ; il fabriquait le mot, ainsi que je viens de le dire, puis il y trouvait une signification philosophique qui se rapportait à son état ; il entrait ensuite dans une discussion qui n'était plus incohérente en elle-même, mais qui n'avait aucun sens par rapport à son point de départ, pas plus que par ses conclusions ; et, du délire de paroles il passait au délire d'actes, lorsque, dans cette méditation bizarre, il cherchait une règle de conduite.

Parfois, il affectait les poses les plus bizarres ; le plus souvent, il se dépouillait de tous ses vêtements et restait sur son tapis de lit, immobile, les yeux fermés, les bras le long du corps, paraissant absolument étranger à tout ce qui se passait autour de lui ; parfois, en souvenir peut-être du Stylite, il cherchait à se hisser sur le meuble le plus élevé de sa chambre, sur la cheminée, où il prenait des poses de la statuaire. Dès qu'on voulait le faire sortir de cette immobilité, il se défendait avec énergie, lacérait ses vêtements, allait même jusqu'à frapper ceux qui insistaient auprès de lui. Sa volonté ainsi pervertie était, sous ce rapport, indomptable ; il présentait, en dehors de la résistance, des symptômes de stupeur ; il se gâtait, soit dans son lit, soit dans ses vêtements; se refusait à prendre toute nourriture, si bien que, pendant près d'un mois, nous avons dû le nourrir par le cathétérisme œsophagien.

Il était très-difficile de le fixer dans son lit; presque toujours il parvenait à se glisser hors de la camisole pour reprendre le cours de ses actes délirants. Sa santé physique était déjà atteinte, il maigrissait, la bouche prenait cette odeur de putréfaction qui est le partage de tous ceux que l'on nourrit avec la sonde. Lorsque nous avons commencé le traitement par les bains prolongés, il fallut engager avec notre malade une lutte violente, et c'est pour lui que nous avons eu l'idée de faire modifier le couvercle de la baignoire, c'est pour lui que nous avons ajouté la couverture en toile à voile, parce que, pour pousser la résistance dans ses dernières limites, une fois que nous l'avions placé dans le bain, il s'appuyait sur les mains et plaçait ses deux jambes sur le bord de la baignoire, hors de l'eau. — Le séjour prolongé au bain présentait un premier avantage, celui de fournir un moyen de contention facile. Une fois placé dans la baignoire, M... cessait les efforts qu'il faisait incessamment pour se débarrasser de ses liens; on arrêtait ainsi cette dépense musculaire considérable, qui était pour lui une cause d'usure. Malgré l'insuccès des premiers bains de quatorze et dix-huit heures, nous avons continué, et nous avons eu la satisfaction de voir renaître le calme, puis d'assister au réveil de sa raison.

Ce n'était pas, du reste, la première fois que nous

assistions à ce spectacle, d'une apparence de stupeur entretenue par un délire actif. Nous avions vu, à Charenton, un médecin qui, pendant plus de dix-huit mois, présentait tous les symptômes d'un mélancolique, parfois ceux d'un stupide. Il se tenait pendant des journées entières immobile et muet, soit au milieu du préau, soit dans un enfoncement de porte. Quelques moments de violence pouvaient faire croire à une folie circulaire. Un jour, tout délire disparut; ce malade devint non-seulement timide, mais bon et affectueux. Il nous dicta son observation avec une précision de date et un souvenir extrêmement fidèles; son attitude mélancolique lui était imposée par un vœu, qu'il nous dit avoir fait au début de la maladie. Beaucoup de remèdes employés avaient été excessivement douloureux, et jamais nous n'avions entendu une plainte. Il s'était juré de conserver cette attitude jusqu'au moment qu'il s'était fixé. Ses violences étaient défensives; il cherchait à réagir contre ceux qui tentaient de lui faire manquer à sa parole, et, au jour marqué par lui, il cessa toute manifestation délirante. A partir de ce moment, il fut possible de le ramener insensiblement à la santé parfaite.

Nous avons cité ces observations pour combattre une des conclusions, un peu trop absolue, du mémoire de M. Brierre de Boismont, qui conseille surtout l'emploi des bains prolongés dans les cas de manie aiguë. Le médecin ne devra pas se laisser tromper par l'attitude extérieure du malade; il pourrait prendre le change et appliquer le traitement des mélancoliques à une manie aiguë.

L'eau est employée sous forme d'irrigation, dans le cas d'aliénation mentale, sous deux formes : tantôt sous forme de jets, et prend alors le nom de douches, tantôt on verse brusquement, au moyen d'un seau, sur la tête du patient, une grande quantité d'eau; dans ce cas, la colonne liquide, après avoir frappé le sommet de la tête, vient se répandre sur les épaules; c'est ce que l'on nomme *affusion*. Dans ces deux cas, on se sert d'eau froide.

Pour nous rendre un compte exact de ce traitement, nous nous y sommes soumis. Du reste, l'hydrothérapie entre dans nos mœurs, et bien des hommes en bonne santé se répandent sur le corps de l'eau froide, tous les matins, ou se font asperger tout le corps au moyen de la lance. De ce premier procédé appliqué aux aliénés, nous n'avons que peu de chose à dire. On doit le proscrire absolument dans le cas des tendances apoplectiques. Nous nous souvenons que, pendant que nous étions interne à Charenton, un habitant du village atteint d'hémiplégie voulut se faire administrer ainsi une douche sur la tête, sans consulter personne, et que, après quelques minutes, il tombait foudroyé par une hémorrhagie cérébrale.

Cependant, surtout dans la saison chaude, nous soumettions tous les jours les paralytiques généraux à ce traitement, mais en prenant deux précautions ; jamais nous ne dépassions les épaules et, en couvrant d'eau le reste du corps, nous avions soin de ne pas laisser même l'eau arriver en jets violents sur le corps ; c'était seulement une poussière aqueuse qui venait rafraîchir et tonifier la peau du siége en particulier, qui est souvent, chez les paralytiques gâteux, envahie par des éruptions ; éruptions graves, car elles sont le prélude de ces vastes mortifications qui hâtent souvent la mort de ces malades.

Le plus souvent on emploie l'eau sous forme de jet, comme moyen psychique, en quelque sorte, soit pour punir un malade, soit pour le contraindre, par exemple, à manger.

Ce mot *punir* semble, au premier abord, déplacé lorsqu'il s'agit d'un aliéné, et nous croyons devoir le justifier.

Sans doute, pour le médecin, le malade n'est pas responsable ; et, pour notre part, nous ne saurions discuter les opinions qui ont été émises sur la responsabilité partielle ou limitée. Ces distinctions subtiles peuvent séduire des philosophes, mais nous les repoussons absolument. Cependant on se sert à chaque instant du mot *bain de punition, douche de punition;* le mot n'est pas juste, et si on peut l'employer devant le malade, le médecin doit considérer le bain comme un bain de persuasion, une douche de persuasion. Supposons un délire partiel, supposons un officier que nous avons connu alors qu'il était malade et que l'on a cru assez guéri pour lui laisser reprendre le commandement de sa batterie, et qui cependant était encore assez délirant pour se faire tuer par un des derniers obus envoyés par les Prussiens, lorsqu'il a vu la paix arriver. Ce capitaine avait, avec une certaine logique apparente, échafaudé un délire sur deux points, l'électricité et l'existence d'un petit Sosie fait à son image. Il avait écrit sur ce sujet un mémoire très-complet, et contrairement à beaucoup de ses semblables, il aimait à discuter ses convictions erronées. Mais il était absolument impossible de le convaincre de l'absurdité de ses croyances. Cependant il avait fini par perdre la notion des idées les plus élémentaires, même de probité, et les actes de sa vie étaient bien souvent pervertis par ce délire ; même les fonctions de la vie végétative étaient troublées, il ne mangeait plus. Lorsque le raisonnement, la prière même, sont impuissants, avec ces malades, pour les empêcher de commettre, même dans la maison de santé, un acte dangereux ; lorsqu'on ne peut pas obtenir d'eux une alimentation suffisante, et qu'il n'y a pas lieu encore de recourir à l'alimentation forcée, il faut absolument chercher un moyen que l'on qualifie du nom de *punition* et qui n'est en somme que désagréable, pour les contraindre à chercher les actes essentiels à la vie. Les détracteurs de la médecine, ces malades à demi guéris, ont fait entrer la douche dans l'arsenal des tortures qu'ils reprochent aux médecins ; or, nous en parlons avec connaissance de cause, ce moyen n'est, pour ainsi dire, pas douloureux.

Nous ne pouvons pas en dire autant des affusions faites exclusivement sur la tête. Avant de nous être soumis à ce traitement, nous avions entendu un malade guéri, qui avait conservé la notion très-exacte de toutes ses sensations, nous dire : au moment où les trois premiers seaux d'eau arrivent sur ma tête, il me semble que mon crâne se ramollit comme une pomme cuite, et s'affaisse sous la pression de l'eau. Cette image est d'une exactitude absolue. Cette sensation, très-pénible, se continue même au delà des trois premiers seaux d'eau, elle devient moins douloureuse seulement. C'est cette sensation qui explique les cris d'angoisse que poussent les patients. Nous ne croyons pas cette douleur salutaire, et nous pensons que, puisque l'on a déjà banni la machine rotatrice et le bain par surprise des maisons de santé ou asiles, on doit aussi en bannir l'affusion ainsi pratiquée. On peut, selon nous, les remplacer avec grand avantage par l'éponge trempée fréquemment dans l'eau et placée à demeure sur la tête.

Enfin, il est deux cas, dont nous avons été témoin, qui peuvent se reproduire souvent et dans lesquels on pourra se servir avec avantage, du moins comme hygiène simple, de l'eau avec une pression comme celle dont on dispose avec les appareils hydrothérapiques.

M..... était atteint de mélancolie chronique, et un matin, à la visite, M. Calmeil remarque une augmentation de volume considérable des deux joues. Nous nous approchons du malade pour reconnaître à quoi était due cette dilatation de la cavité buccale, et nous apercevons un petit fragment d'étoffe noire entre les dents. Nous le saisissons et nous attirons à nous une cravate de soie; immédiatement après l'extirpation de cette cravate, un corps volumineux sort de la bouche avec violence, c'était un gros artichaut que le malade avait introduit dans sa bouche et qui y avait séjourné près de deux jours, pendant lesquels il avait pu échapper à la surveillance des médecins de la maison.

C'est une dépravation assez fréquente que celle qui pousse les malades, surtout certains déments, à introduire dans leur bouche des corps pour lesquels ils n'éprouvent aucune répugnance. Madame X..., atteinte de manie chronique avec symptômes hystériques très-accentués, dévorait littéralement ses vêtements de laine. Malgré les précautions les plus minutieuses prises pour l'en empêcher, elle parvenait toujours à attirer jusqu'à ses dents, soit un gilet de flanelle, soit un jupon de laine, elle en détachait des fragments qu'elle conservait précieusement dans sa bouche comme certains individus qui mâchent du tabac. Cette singulière manie avait fait de sa bouche un réceptacle infect, et comme elle ne rejetait pas ces débris, qu'elle les avalait mélangés à ses aliments, les fonctions digestives en éprouvaient un trouble sérieux. C'est pour des cas de cette nature, surtout dans lesquels il est absolument impossible de desserrer les arcades dentaires pour aller nettoyer, en quelque sorte, la cavité buccale, qu'il est bon de se servir de la douche, pour ainsi dire à bout portant. Les malades surpris par cette trombe d'eau qui arrive dans le voisinage des orifices respiratoires, ouvrent la bouche instinctivement parce que la respiration est gravement gênée; de plus, l'eau, faisant irruption en grande abondance dans la bouche, empêche le mouvement de déglutition qui entraînerait ces ordures dans l'œsophage, et en ressortant, elle les entraîne au dehors.

G. — Du vêtement et du coucher.

Il n'y aurait, pour ainsi dire, rien de particulier à dire sur le vêtement ; car, si les besoins administratifs obligent les malades de Bicêtre à porter un collet orange ou jaune, suivant la division qu'ils occupent, il ne saurait en être de même du malade, en général, et aucune règle spéciale ne doit présider à la coupe ni à la couleur de son costume. Cependant il faut au moins écouter ses observations à ce sujet, si l'on veut ne rien laisser au hasard dans le traitement. Souvent les plaintes que ce malade exhale ne sont qu'un symptôme, et il nous souvient encore de cet ancien camarade d'études, devenu paralytique général, qui était atteint de la forme mélancolique et qui se plaignait sans cesse de la petitesse de ses vêtements : c'était une forme de son délire dépressif.

Un autre malade de Charenton, atteint de lypémanie, était un des principaux collaborateurs du journal fondé par les pensionnaires de Charenton : *Le Glaneur de Madopolis*. Cependant ses travaux littéraires ne l'empêchaient pas de ne pouvoir, en quelque sorte, pas souffrir le contact des vêtements sur la peau. Il se figurait que, malgré les soins que le tailleur apportait à lui confectionner des vêtements très-larges, ses épaules étaient comprimées et qu'il était sur le point d'étouffer; cette hyperesthésie allait si loin, que, parfois, il croyait qu'il avait sur les épaules une main de fer qui l'enserrait, et il faisait alors à ses vêtements de larges fentes pour se délivrer de cette souffrance. On avait beau l'envoyer dans les magasins les plus vastes et les mieux approvisionnés, il passait des après-midi entières à y essayer gilets, paletots et pantalons ; puis, à peine avait-il arrêté son choix, qu'il accusait déjà de la gêne. Cependant cette préoccupation maladive lui permettait d'exercer souvent ses instincts poétiques, et nous voulons copier ici des fragments d'une de ses nombreuses productions :

LA MORT DU CHAT

Émule de Vert-Vert et par les sœurs gâté,
Une indigestion eût dû clore sa vie :
La gloire de l'oiseau que Gresset a chanté,
Malgré l'art du poëte, en serait obscurcie.
Console-toi, Vert-Vert ! c'est de catalepsie
Que le minon est mort en maison de santé.

. . . .

O chat ! je t'enviais ce genre de caresse,
Dont était si prodigue envers toi ta maîtresse !
Lorsque sa blanche main te chatouillait le dos,
Ta queue, entre ses doigts déroulant ses anneaux,
Se redressait, ayant cette vigueur extrême
Que ressent l'homme heureux près de celle qu'il aime.

. . . .

Est-il besoin d'ajouter que G... était érotomane ? Pour ce qui nous occupe dans ce moment, finissons, comme le fait M. le docteur Sentoux, notre ancien collègue, auquel j'emprunte cette observation, en disant que G... adressait de fréquentes réclamations au procureur impérial, et que ses lettres à ce magistrat peuvent toutes se résumer en ces deux mots : Venez me voir, assisté d'un bon tailleur.

Les vêtements peuvent être incriminés par des hallucinations de l'odorat : une malade trouvait à tous ses vêtements une odeur de soufre qui était destinée à l'empoisonner, ou parfois de phosphore. Il faut dire que ses connaissances en chimie ne dépassaient pas celles que possède d'ordinaire une femme du monde, et que c'était surtout le mot *poison* qu'elle accusait ainsi. Il n'y a guère de remède contre ces hallucinations, et, quand on changerait plusieurs fois par heure les vêtements de ces malades, ils accuseraient toujours la même odeur.

Il en est pas de même de certaines répulsions de formes que des mélancoliques ou des paralytiques en démence témoignent, par exemple, pour un chapeau. Il est bon de tenter cependant de les changer, sans cela on exposerait ses malades à tous les dangers de l'insolation ; on aurait beau leur attacher leur chapeau sur la tête, ils l'arrachent avec violence, comme le faisait un ancien officier qui avait pris une forme de chapeau en haine, et qui, dans ses moments de mélancolie, le tenait toujours à la main pour empêcher son domestique de le replacer sur sa tête.

Parfois les malades se complaisent dans une forme de vêtements, mais c'est là une grande exception ; ils ont plutôt des goûts bizarres pour les couleurs, surtout pour les plus voyantes ; le rouge a pour quelques-uns une grande attraction, et nous avons connu un malade qui, chaque jour, faisait de grandes promenades, vêtu à la dernière mode, de couleurs discrètes, mais qui se couvrait de vêtements rouges dès qu'il avait regagné la maison de santé. Tous les promeneurs du Luxembourg ont rencontré, ces dernières années, ce vieillard qui était toujours vêtu de vêtements blancs et qui poussait le culte de cette couleur jusqu'à recouvrir ses souliers d'une couche de blanc de céruse. Il était dominé par une idée délirante et voulait, par ce costume, afficher sa virginité.

Les littérateurs ont parfois tenté de représenter le fou dans leurs écrits ou sur le théâtre, et se sont empressés de le revêtir de vêtements bizarres; nous avons vu la blonde Ophélie entrer en scène avec ses cheveux dénoués, les bras chargés de fleurs, qu'elle place sur sa tête et à son corsage avec profusion. C'est une erreur, au point de vue médical. Les seuls malades qui en usent ainsi, sont les paralytiques, qui placent à leurs boutonnières les brins d'herbe qu'ils peuvent arracher aux gazons, les fragments d'étoffe le plus souvent, croyant se parer ainsi des décorations que leur rêve leur attribue. Mais ce n'est pas le seul côté de leur costume qu'il soit nécessaire de surveiller. Le paralytique est collectionneur à l'excès. Peu difficile dans son choix, il remplit ses poches des objets les plus disparates et les plus inutiles, que nous qualifions le plus souvent du nom d'*ordures* et que son délire transforme en trésors. On est étonné, lorsqu'on puise dans ces sortes d'entrepôts, de la quantité de boutons, de plumes usées, d'allumettes éteintes, de fragments de papiers, que le paralytique sait encore trouver dans un préau bien balayé.

En résumé, les vêtements de l'aliéné doivent être souvent inspectés par les médecins, mais il n'y a pas à ce sujet de règle spéciale qui doive présider à leur coupe ni à leur couleur. Il est un appareil qui porte un nom de vêtement et dont nous voulons parler, au point de vue de sa confection et au point de vue de son emploi : c'est la *camisole de force*.

Ce mot rappelle tout de suite l'idée de torture, surtout à cause de sa qualification, et a donné lieu à bien des attaques ; cependant c'est un moyen nécessaire, mieux encore, c'est un mode de contention que l'on doit employer dans l'intérêt de l'aliéné. Nous voulons en justifier l'emploi.

La camisole doit être une exception. Avec un personnel suffisant, un emplacement et une maison bien disposés, on peut se dispenser de l'établir en permanence. Ce ne doit être qu'un moyen de contention passager.

Il est cependant des cas dans lesquels ce moyen devient absolument nécessaire, c'est quand il faut protéger le malade contre lui-même. Lorsque le malade cherche à se heurter, lorsqu'il veut déchirer ses vêtements ou même sa peau, lorsqu'il veut, sous l'empire de ses idées délirantes, se déshabiller, et aussi lorsque, sous l'empire des hallucinations, il s'en prend à ses voisins, à ses domestiques, les accuse de traitements imaginaires et veut se livrer contre eux à des sévices.

Dans certains cas, rares il est vrai, l'agitation peut se manifester avec une telle violence, que la camisole ne suffit plus et qu'on est obligé de placer le malade dans le décubitus forcé. Ce dernier moyen ne doit, du reste, être que tout à fait transitoire ; son seul but est de prémunir le malade contre les contusions qu'il pourrait se faire à lui-même, dans les accès d'agitation. On peut du reste y suppléer par le séjour prolongé au bain.

Un système préconisé par les médecins anglais, surtout par le docteur Conolly, le *no-restraint*, a semblé devoir remplacer à tout jamais la camisole. Une fausse philanthropie et le manque d'expérience pratique peuvent seuls laisser quelques doutes dans l'esprit sur ce système de contention.

Quand on a adopté le *no-restraint*, on place en présence de l'aliéné qui s'agite des infirmiers vigoureux, qui le saisissent au moindre indice d'agitation, qui le terrassent parfois sans nécessité, et, bien que le docteur Conolly prétende que cette lutte calme l'aliéné, il sera facile de lui opposer le rapport de M. Batelle, au conseil général des hospices, qui, dès 1848, a signalé combien cette méthode produisait de luttes violentes, de blessures et même d'homicides dans les asiles d'Angleterre.

La lutte, ainsi engagée avec des hommes robustes, manque toujours de modération ; les malades, retenus par les bras et les jambes, font des efforts pour échapper à ces étreintes, et dans ces efforts se couvrent de contusions, parfois se font des fractures. Dans une pareille lutte, il est bien difficile d'établir une ligne de démarcation entre la simple contention et le combat. Un coup peut être porté par le malade et un mouvement instinctif peut pousser l'infirmier à le rendre, ce qui, en médecine mentale, constitue le plus odieux attentat.

Sans doute, la camisole offre des inconvénients, et, comme des meilleures choses, il ne faut pas en abuser. Son emploi ne doit pas être laissé à la libre disposition des agents subalternes, qui peuvent alors l'employer uniquement pour favoriser leur paresse ou calmer des craintes chimériques. Elle ne doit être appliquée que sur l'ordre du médecin, ou du moins, si elle est mise en son absence, il doit en être immédiatement prévenu.

Il ne faut pas non plus se servir de la camisole de cuir et à boucles, qui permet d'exercer des pressions formidables sur la cage thoracique, au point de produire non-seulement des fractures de côtes, mais des asphyxies complètes. Il faut employer des camisoles de coutil lacées sur le dos ou fixées par des rubans. Elles doivent être assez amples pour permettre le libre jeu des côtes ; les bras ne doivent pas être appliqués trop exactement sur la poitrine, car alors le malade, dans ses efforts pour se débarrasser de ses liens, peut s'excorier les coudes. Parfois même, on voit survenir chez ces malades des phlegmons, qui sont une grave complication surtout chez les paralytiques. Enfin, en aucun cas, il ne faut attacher les bras derrière le dos.

Il nous reste à parler du coucher de notre malade, et ce que nous avons à en dire sera rapidement écrit. Nous demandons une surveillance fréquente, au point de vue de la propreté, pour les couchers ordinaires ; mais c'est de l'hygiène banale. Une classe fort intéressante d'aliénés nécessite des soins spéciaux à ce sujet : nous voulons parler des gâteux. Bien des procédés ont été tentés, un seul réussit complétement. Le matelas en trois parties, la paillasse, même les appareils très-compliqués de caoutchouc, ont chacun leurs inconvénients graves et doivent être proscrits. Un seul appareil doit être adopté pour ce genre de malades, c'est celui qui existe à la maison de Charenton.

Les lits de la division des gâteux sont composés d'un cadre complet : le fond du lit lui-même est fermé par une planche, percée à sa partie centrale d'un trou garni avec une plaque de métal percée de trous. Au-dessous se place un tiroir qui contient un récipient mobile. Il est bon d'enduire l'intérieur de cet appareil d'une forte couche de peinture imperméable ; enfin, les deux parties latérales du cadre sont mobiles, glissent dans des rainures et peuvent être complétement retirées.

On rempli ce lit avec du varec, que l'on recouvre simplement par les draps. Lorsque le malade gâte, l'urine ne séjourne pas, filtre à travers le varec et, par l'ouverture du plancher, tombe dans le récipient. Le matin, il suffit de changer les draps, d'enlever la partie du varec qui a été mouillée, de la remplacer par du varec sec. Ce procédé est d'autant plus économique, que l'on peut passer à l'eau ce varec souillé par l'urine et s'en servir de nouveau, après l'avoir fait sécher. De temps en temps, il faut vider complétement le lit et en nettoyer l'intérieur avec soin. Ce genre de coucher, qui est du reste assez confortable, supprime cette odeur âcre qui est caractéristique des divisions de gâteux. Nous avons aussi remarqué que les divisions de déments sont assaillies par des quantités prodigieuses de puces, si bien que, parfois, les malheureux malades sont couverts de taches hémorrhagiques ; par contre, cet insecte semble fuir les lits garnis ainsi en varec.

Cette disposition présente une très-grande importance. Le contact de l'urine ne tarde pas à amener, chez les gâteux, des érosions qui suppurent parfois, au point d'affaiblir le malade et de hâter sa fin ; il se produit même, quelquefois, une sorte d'intoxication urineuse qui amène le marasme. Cette macération malsaine est supprimée par l'emploi du lit de varec. Sans doute, les malheureux sont incurables, bien plus, leurs jours sont comptés, mais n'est-il pas du devoir impérieux du médecin de continuer ses soins jusqu'au terme fatal, et, s'il le peut, de l'éloigner ?

H. — De l'alimentation.

Il n'y a pas de règles à indiquer pour le plus grand nombre des aliénés, au point de vue de l'alimentation ; il n'y a pas de régime spécial, et il est inutile de chercher, dans son intérêt, une prédominance de tels ou tels éléments chimiques pour la nutrition. Cependant, les recherches faites par M. Byasson, sur l'influence du travail cérébral, sur la constitution chimique de l'urine, ouvrent de nouvelles voies aux expérimentateurs, et il serait à désirer que la physiologie continuât l'œuvre de l'expérimentateur dans la clinique; il faudrait chercher une confirmation des lois établies par M. Byasson, chez les déments aux divers degrés de la maladie, et peut-être alors trouverait-on une indication nouvelle pour l'hygiène de l'aliéné.

Au point de vue exclusivement empirique, on peut affirmer, lorsqu'on a observé beaucoup d'aliénés, que l'alimentation a une influence considérable sur l'évolution du délire. Bien des malades, après avoir mené cette vie vagabonde et incoordonnée que leur inspiraient le plus souvent des idées délirantes et auxquelles la séquestration vient seule mettre un terme, arrivent à un degré d'anémie dont ils ont une conscience vague et qui les pousse, comme chez un malade dont nous avons mentionné le cas plus haut, à chercher dans l'alcool une réparation à cette usure qui les envahit chaque jour davantage. Dès qu'on supplée à leur volonté pervertie, dès qu'on leur impose une réglementation de la vie, des repas réguliers, on voit survenir une première amélioration dans le délire; mais il ne faut pas, pour arriver à ce but, se borner au dire de l'entourage de son malade.

Le vulgaire a une grande propension à comprendre, à tort, les écarts de la faim, même son absence. Un officier de marine, atteint de mélancolie, avait été envoyé par sa famille à Charenton, et, pendant de longs mois, il avait été nourri par la sonde œsophagienne. Grâce au traitement, il était sorti radicalement guéri et avait pu reprendre son service. Au retour d'une campagne lointaine, il avait eu une rechute occasionnée par des fatigues excessives. Le premier symptôme fut l'inappétence; il entra dans un hôpital maritime. Au début, on méconnut, en l'absence de tout renseignement, son affection. Après un jeûne de quinze jours environ, cet officier succomba.

Excepté dans les cas d'idées de persécution ou d'empoisonnement, le refus des aliments ne se manifeste jamais brusquement. Même chez les stupides, la torpeu ne débute pas le plus souvent avec une rapidité telle, que l'on ne puisse essayer du moins d'intervenir. Il faut veiller à ce que le malade fasse toujours un repas complet, lorsqu'il n'y a pas de contre-indication médicale. D'ordinaire, le malade commence par manger incomplétement; il refuse la viande et ne mange que des légumes, ou même des fruits, de la confiture. Le médecin doit s'alarmer d'une pareille tendance; il doit substituer sa volonté à celle du malade, et, tout en flattant ses goûts dans la mesure des choses possibles, il doit manifester hautement son intention d'intervenir, si ces habitudes ne sont pas modifiées sans retard. Lorsqu'il existe une idée d'empoisonnement, on ne la vaincra pas en dégustant devant le malade les mets qui lui sont destinés, parce qu'il suppose, le plus souvent, chez le médecin, une puissance occulte et une connaissance des contre-poisons qui le mettent à l'abri du danger; mais on peut, dans ce cas, tenter d'envoyer au dehors le malade chercher lui-même ses aliments, certains aliments, ceux surtout qui ne peuvent pas être sophistiqués et qui n'exigent aucune préparation culinaire. Après avoir soumis, pendant plusieurs jours, au régime lacté des malades que l'on était obligé de nourrir à la sonde, on verra tout à coup reparaître des habitudes régulières dans l'alimentation.

Lorsque toutes tentatives persuasives auront échoué, il faut intervenir, et nous pensons qu'il vaut mieux le faire trop tôt que de s'exposer, en laissant le jeûne se prolonger, à ne plus trouver un estomac capable de digérer les aliments qu'on y introduira. Nous avons vu plusieurs fois amener à la maison de santé des malades qui n'avaient pas mangé depuis plusieurs jours ; dans ce cas, l'intervention du médecin est stérile, les forces sont définitivement déprimées; l'estomac, malgré les précautions les plus minutieuses, rejette tous les aliments que l'on tente d'y introduire. Dans les cas les plus ordinaires même, la promptitude à recourir à la sonde œsophagienne ne peut pas présenter d'inconvénients sérieux, lorsqu'il y a refus absolu, de la part du malade, à se nourrir convenablement.

Cette opération, dont le danger est nul, si l'on sait s'entourer de précautions élémentaires, leur cause le plus souvent une gêne salutaire, et, lorsqu'ils voient le médecin absolument décidé à intervenir, ils se décident parfois à manger. Or, nous n'hésitons pas à considérer qu'il est du devoir impérieux du médecin de vaincre, sur ce point, toutes les répugnances de la famille qui entoure le malade. Un chirurgien n'hésite pas à faire l'amputation d'une jambe, lorsqu'il pense que c'est le seul moyen de conserver les jours d'un malade; il est vrai qu'il ne le fait qu'avec son consentement; mais il faut considérer que la responsabilité de l'aliéniste est plus grave : il doit agir à l'encontre des volontés de son client; parfois même il sera assailli par les prières de la famille, prières auxquelles il doit rester sourd.

Si nous faisions ici une œuvre didactique, nous mentionnerions les opinions des auteurs sur l'alimentation forcée; nous parlerions, pour la proscrire, de la bouche de force, et, en indiquant la sonde œsophagienne, nous indiquerions le procédé opératoire pour la faire pénétrer des narines jusque dans l'estomac; nous indiquerions les modifications qui ont été apportées à cette sonde par M. Blanche ou par M. Baillarger, et nous pourrions dire aussi nos terreurs, lorsque nous avons dû pratiquer pour la première fois le cathétérisme œsophagien; nous pourrions aussi indiquer des moyens empiriques destinés à rassurer le débutant.

Encore une fois, nous n'avons pas la prétention d'écrire, en ce moment, un traité complet sur l'hygiène de l'aliéné. Nous avons voulu, sans même enregistrer les préceptes des maîtres, que nous avons dû mettre en pratique, réunir seulement, en quelques pages, les résultats de notre observation journalière, pendant plusieurs années; nous avons cité quelques faits, pour éviter le reproche d'avoir fait œuvre d'imagination.

CONCLUSION

L'esprit public est aux réformes, et chacun doit, en ce moment, apporter sa pierre, si minime qu'elle soit, à l'œuvre de restauration de notre société. Jusqu'à présent des ignorants se sont seuls fait entendre dans cette question des rapports du médecin avec l'aliéné ; sauf quelques rares et honorables exceptions, la plupart des médecins ont craint de parler. Aujourd'hui il ne doit plus y avoir d'hésitation : ceux qui croient être en possession d'une expérience doivent la publier, au risque d'être combattus. Il faut faire cesser d'abord ce mystère qui semblait s'attacher à ce mot de maison de santé. La croyance populaire, qui inspire parfois les romanciers et les invite à aller chercher du merveilleux ou une source d'émotion pour le lecteur dans les actes de l'aliéné, est malsaine. Il y a quelques années, un livre a été publié et a dû à cette recherche son succès. Ce livre est un scandale. Au premier abord, il semble être un plaidoyer éloquent en faveur des aliénés; en réalité, il est destiné à causer à ces malheureux un tort immense. A nous autres, qui avons vécu auprès de ceux que tous délaissent, revient la tâche de supprimer ces préjugés ; à nous de dire que plus le drame maladif est bruyant, moins il doit inspirer de terreur.

Seuls les médecins sauront vaincre cette répulsion et inspirer de la confiance à ceux qui croient que tout espoir est perdu. De la conduite du médecin dépendra souvent le salut d'un homme, parfois de toute une famille, et il ne doit pas se laisser remplacer dans cette tâche; seul il peut tenter la guérison d'une maladie.

S'il pense que cette guérison ne peut être obtenue qu'en plaçant l'aliéné dans certaines conditions d'isolement, s'il croit que l'œuvre de protection qui lui incombe exige une séquestration, il doit sans hésitation l'ordonner. Mais il ne doit pas oublier que plus il sera surveillé, plus ses actes seront contrôlés par une enquête éclairée et sérieuse, plus son autorité grandira. Il y a des conditions de discrétion absolue qui ne permettront jamais un débat public ; mais ceux qui doivent être chargés d'une semblable inspection participent aux obligations des médecins au point de vue du secret professionnel. Il y a une réforme à introduire dans la loi de 1838, nous la dirons : il faut augmenter, surtout pour satisfaire l'esprit public, les garanties contre une séquestration devenue inutile ; mais il faut aussi que l'œuvre nouvelle du législateur ne soit pas nuisible au malade ; il ne faut pas qu'elle lui permette de perpétuer au dehors une vie de désordre. L'aliéné doit être placé sous une tutelle désintéressée, protégé contre des parents avides qui pourraient exploiter sa maladie, et celui qui tombe malade après des labeurs qui ont amené la richesse ou l'aisance dans la maison, a droit à sa part de cette aisance.

Les moyens d'action qu'une libéralité bien entendue permettra d'employer seront souvent très-utiles au médecin; le malade n'est pas insensible au milieu dans lequel on le place; il sait très-bien gémir de la gêne qui tout à coup pèse sur lui et augmente d'autant parfois sa mélancolie. Aucun détail ne doit être laissé au hasard, et, jusqu'aux influences des milieux, tout doit être étudié; et dans cette substitution d'une volonté salutaire et éclairée à celle que la maladie a supprimée ou pervertie, il faut descendre aux moindres détails, imiter en cela la mère de famille qui ne se repose que lorsqu'elle a vu son enfant endormi.

FIN.

TABLE DES MATIÈRES

Paris. — Imprimerie de E. MARTINET, rue Mignon, 2.

www.ingramcontent.com/pod-product-compliance
Ingram Content Group UK Ltd.
Pitfield, Milton Keynes, MK11 3LW, UK
UKHW021601260726
13993UKWH00002B/977